Klinische Befunde

bei

Ulcus und Carcinoma ventriculi sowie bei Magenblutungen.

Mittheilungen über 52 intern untersuchte Fälle der med. Klinik in Krakau.

Von

Prof. **E. Korczynski** und Doc. **W. Jaworski.**

Berlin.
Druck und Verlag von Georg Reimer.
1887.

Sonderabdruck aus der „Deutschen medicinischen Wochenschrift"
No. 47, 48 u. 49, 1886.

I. Klinische Untersuchungen an Ulcuskranken.

Von der Anwendung der Sonde bei Verdacht auf Ulcus nimmt Leube grundsätzlich Abstand, und Ewald sowie Andere sprechen sich in dieser Richtung ebenfalls ablehnend aus. Daher finden sich interne Magenuntersuchungen von Ulcuskranken nicht so häufig publicirt, wie von anderen Magenkranken. So berichtet Schellhaas über zwei intern untersuchte Ulcusfälle, welche durch Section bestätigt wurden (D. Arch. f. kl. Med. 1885). Neuerdings führt Reinhardt von Velden (Samml. klin. Vorträge v. R. Volkmann, No. 280 v. 18. August 1886) drei Fälle von Ulcus an, in welchen der Magen intern untersucht wurde. Die Diagnose auf Ulcus wurde hier aus dem Gesammtergebnisse der Magensymptome gestellt, das Blutbrechen scheint vom Verfasser selbst nicht beobachtet zu sein. Auch auf der hiesigen Klinik stehen wir von dem Gebrauche der Sonde bei Ulcus und Carcinom, falls dieselben unzweifelhaft zu erkennen sind, ab, schreiten aber immer zur vorsichtigen Anwendung derselben zu diagnostischen Zwecken, wenn ein Verdacht auf diese Erkrankungen vorliegt, und eine frische Magenblutung auszuschliessen ist. Dadurch war es uns möglich, uns mit der Zeit in einer grösseren Zahl von Fällen von der Verdauungsfunction und dem mikroskopischen Verhalten des Mageninhaltes bei Magengeschwür und Magenkrebs zu überzeugen, wobei sogar in einer Anzahl von Fällen das Vorhandensein der Magenblutung zufällig in flagranti durch die Sonde eruirt werden konnte, obgleich es sich durch äussere Symptome nicht zu erkennen gab.

Das von uns zur Prüfung der Magenfunction in unseren Krankheitsfällen geübte Verfahren bestand in der hier seit Jahren angewendeten und in der Zeitschr. f. klin. Med. B. XI. H. 3 näher beschriebenen Methode. Es wird nämlich jedes Individuum auf folgende dreifache Weise untersucht:

a. Durch Aspiration des ganz nüchternen Mageninhalts. Ist nichts zu aspiriren, so werden 100 ccm Aqu. dest. als Verdünnungswasser unmittelbar vor der Aspiration in den Magen eingeführt. Der Mageninhalt wird chemisch und mikroskopisch untersucht.

b. Der nüchterne (und falls derselbe Speisereste vom vorigen Tage enthält, vollständig ausgespülte) vollkommen speisefreie Magen wird nach der modificirten Eiswassermethode in Bezug auf die HCl-Secretion der Untersuchung unterzogen.

c. Endlich wird der ebenso vorbereitete speisefreie nüchterne Magen mehrmals nach der Eiweissmethode in Bezug auf die Verdauungsfähigkeit und den Verdauungsmechanismus geprüft.

Durch diese Versuchsanordnung glauben wir, uns der Gewinnung des reinen Magensaftes am meisten zu nähern und die bei der chemischen und mikroskopischen Untersuchung des Mageninhaltes auftretenden Beeinflussungen durch fremde Beimischungen im Mageninhalte am besten eliminiren zu können. Wir halten nämlich die jetzt allgemein übliche Untersuchung im Speisebrei, als in einem Gemische von heterogensten Substanzen, welche die Reactionen leicht verdecken können, für unzulässig. Ganz verwerflich ist es aber, unter so ungünstigen Verhältnissen sogar zu quantitativen Bestimmungen zu schreiten. Es ist ja bekannt, dass die Chemiker in einem Gemisch, welches organische Substanzen enthält, sogar mit ganz verlässlichen Reagentien nicht auf Metalle prüfen, bevor sie die organischen Stoffe zerstört haben. Man wird sich daher nicht wundern, dass selbst die empfindlichsten Reagentien, wie z. B. das Methylviolett, bei Prüfung auf HCl in einem Speisebrei, der vielleicht zehnfach complicirter ist, als der Harn, ihren Dienst versagen können. Bei unseren auf die einfachsten Bedingungen zurückgeführten Methoden haben wir ausser HCl in seltensten Fällen mit irgend einer organischen Säure zu thun gehabt. Daher hat sich uns das Methylviolett als ein sehr zuverlässiges Reagens auf HCl bei Prüfung des Inhaltes der von uns zubereiteten Mägen ergeben. Wir haben uns dennoch bei der Untersuchung auf HCl nicht bloss auf die Anilinfarbstoffreaction verlassen, sondern gleichzeitig in jedem Falle Verdauungsversuche in der Weise angestellt, dass in 25 ccm des Filtrates der Magenflüssigkeit eine

Hühnereiweissscheibe von 5 cg Gewicht der künstlichen Verdauung ausgesetzt wurde. Hierdurch haben wir uns in allen Fällen überzeugt, dass, wenn ein Magensaft die Eiweissscheibe binnen 24 Stunden verdaute, das Methylviolett auch blaue Reaction auf HCl gab. Tägliche Versuche überzeugen uns, dass, wenn 100 ccm Magensaft wenigstens 3 ccm Zehntelnormallauge zur Sättigung verbrauchen, die erwähnte Eiweissscheibe gewöhnlich nach 24 Stunden peptonisirt wird. Bei einer Quantität von weniger als 3 ccm geschieht dies nicht, und bei 4 ccm sind oft nicht einmal 12 Stunden zur vollständigen Auflösung der Scheibe nöthig. Bei einer Acidität von 3 ccm Zehntelnormallauge pro 100 ccm Flüssigkeit fängt eben die Reaction des Methylviolettes an, sie schlägt eben in einen Stich ins Blaue über, und bei 4 ccm überwiegt schon der blaue Ton über den violetten.

Das Methylviolett hat uns jedoch in folgenden Fällen im Stich gelassen. Erstens wenn das Filtrat stärker durch Blut- oder Gallenfarbstoff gefärbt war, und zweitens, wenn dasselbe stark opalisirte. Es war im letzteren Falle die Reaction dem Aciditätsgrade nicht entsprechend, und zwar, wie man sich durch die Färbungen unter dem Mikroskope überzeugt deswegen, weil die festen Partikel sich mit dem Farbstoff imbibiren und je nach den Umständen einen verschiedenen Farbenton annehmen. Dasselbe geschieht ja auch beim Titriren eines opalisirenden Magensaftes unter Anwendung von Lacmustinctur; der Uebergang der Roth- in Blaufärbung ist hier niemals mit gehöriger Schärfe zu treffen. In allen diesen Fällen half uns die künstliche Verdauungsprobe. Aus der Schnelligkeit der Verdauung konnte man stets annähernd auf den Gehalt von HCl schliessen. Wir haben nämlich auch Filtrate von Speisebrei zu untersuchen gehabt, deren Acidität bis 100 ccm Zehntelnormallauge pro 100 ccm Magenflüssigkeit reichte, welch letztere aber nur von organischer Säure herrührte und dabei die Eiweissscheibe nicht verdaute; wurde aber ein Tropfen HCl dem Filtrate hinzugefügt, so ging die Verdauung rasch von statten. Wir müssen also nothwendig annehmen, dass ein Magensaft, welcher verdauungsfähig ist, auch HCl enthalten muss. Wir können deshalb dem praktischen Arzte anrathen, zum Zwecke der Prüfung des Magensaftes alle Reagentien auf HCl bei Seite zu lassen und nur aus dem Verlauf der künstlichen Verdauung auf den Gehalt derselben zu schliessen. Daraus kann der Arzt eben Alles entnehmen, was er zu wissen braucht, nämlich die

Verdauungsfähigkeit des Magensaftes, d. h. HCl und Pepsinbildung zugleich, welche nach unseren täglichen Erfahrungen einander stets parallel gehen. In manchen Fällen kann der Arzt, wenn er nach unseren Methoden (Eiweiss- und Eiswassermethode) verfährt und vom Speisebrei absieht, nicht nur alle Reagentien (ausser Lacmuspapier), sondern selbst die Verdauungsprobe entbehren. Denn er findet, wie wir, in Fällen von schleimigem Magenkatarrh und den meisten unten angeführten Fällen von Magencarcinom, wenn er mit Lacmuspapier untersucht, gar keine Absonderung irgend welcher Säure im Magen, obgleich solche im Uebermaass aus den Nahrungsmitteln secundär gebildet und bei der üblichen Untersuchungsweise des Speisebreies gefunden wird. Bei experimentellen Untersuchungen kann man natürlich des ganzen chemischen Apparates nicht entbehren. — Wir können jedoch nicht verschweigen, dass wir uns in manchen Fällen mit der Untersuchung des Speisebreies begnügen mussten. Dies war eben der Fall, wo der zugleich blut- und speisehaltige Mageninhalt von Ulcus- und Krebskranken untersucht wurde. In Anbetracht der frischen Blutung war jedoch überhaupt eine interne Magenuntersuchung nicht mehr am Platze.

Von den 52 in obiger Weise untersuchten Fällen waren 24 Ulcuskranke, von welchen 3 lethal endeten, und bei 6 die Magenblutung durch unmittelbare Magenuntersuchung entdeckt wurde. Wir wollen diese Fälle etwas näher betrachten, um die Bedingungen und näheren Umstände, unter welchen Magenblutungen eintreten, kennen zu lernen.

I. Fall. (Bluthaltiger stark verdauungsfähiger, HCl haltiger Mageninhalt aspirirt.) Ein 64 jähriger Herr J. D. aus dem Lehrerstande kam am 15. September 1885 zum ersten Male in die Behandlung. Seit 10 Jahren magenkrank; dreimal Karlsbad mit vorübergehender Besserung besucht. Der Pat. mässig ernährt, nicht ganz anämisch, giebt seine Magenbeschwerden folgendermaassen an: Uebermässiges Durstgefühl, Heisshunger (besonders nach Zuckerwerk und Semmel) wechselt mit Appetitlosigkeit, gewöhnlich Brennen im Schlund, saures kratzendes Aufstossen, von Zeit zu Zeit Uebelkeiten und Erbrechen, das der Kranke selbst durch Kitzeln des Gaumens herbeizuführen sucht. Fast continuirlich fühlt der Pat. Druck im Magen und in Intervallen einen schneidenden Schmerz in der Herzgrube und unter dem linken Rippenbogen, als wenn der Magen „wund“ wäre. Diese Beschwerden sind zeitweise so stark, dass dieselben dem Pat. das Unterrichten unmöglich machen. Stuhlgang öfters 3—4 Tage angehalten, muss durch Oleum Ricini gefördert werden. Ueber andere sogenannte nervöse Beschwerden klagt der Kranke nicht; eine hypochondrische Stimmung ist jedoch nicht zu verkennen. Die äussere Untersuchung ergab nur mässige Schmerzhaftigkeit in der Herzgrube und eine solche in der linken Mamillarlinie unter dem Rippenbogen, ferner ein starkes schwappendes Geräusch, das jeder Zeit bis zum Nabel hervorzurufen war. Die erste Aspiration bei nüchternem Magen lieferte 3 Liter eines missfarbigen Inhaltes, bestehend aus verschiedensten Speiseresten von starkem Fettsäuregeruch. Das schwach gelbliche Filtrat gab mit Methylviolett eine äusserst intensive himmelblaue Färbung (starke HCl-Reaction). Drei nachfolgende Aspirationen des nüchternen Magens, nachdem Abends vorher ein Beefsteak, Thee und Semmel genossen wurde, förderten stets $^{1}/_{2}$—1 Liter schmutzig grauer mit Fleisch- und Brodresten verunreinigter Magenflüssigkeit. Das Filtrat war farblos, HCl-Reaction intensiv, Milchsäurereaction mittelst Phenol-Eisenchlorid wenig ausgesprochen, Peptonreaction mittelst KHO + $CuSO_4$ sehr intensiv roth, Eiweissreaction mittelst concentrirter Essigsäure und K_4Cy negativ, Aciditätsgrad[1]) zwischen 40 und 50 ccm Proc. $^{1}/_{10}$ norm. NaHO, künstliche Verdauungsfähigkeit äusserst intensiv (in $1^{1}/_{2}$—2 Stunden wird eine Eiweissscheibe von 5 cg in 25 ccm des Filtrats bei 40°C verdaut). Eine nach abendlicher Ausspülung des Magens vorgenommene Untersuchung des nüchternen speisefreien Mageninhaltes ergab die Acidität 25,0, intensive HCl-Reaction und starke Verdauungsfähigkeit. Einen Monat lang erhielt der Pat. jeden zweiten Tag eine gründliche Ausspülung mit 2 proc. Sodalösung. Bei dieser Gelegenheit wurde in 3 Ausspülungen der Mageninhalt dunkelschmutziggrau, fast chocoladefarbig gefunden und an eine Magenblutung gedacht. Die chemische und mikroskopische Untersuchung ergab aber ausser den verschiedensten Speisetheilen, Hefe-

[1]) Die Aciditätsgrade drücken wir auf der hiesigen Klinik niemals in Procenten der HCl aus, da wir dieselben nicht allein von HCl, sondern möglicher Weise auch zum Theil von anderen sauren Verbindungen abhängig betrachten müssen. Wir bezeichnen die Aciditätsgrade des Magensaftes nach den Procenten der verbrauchten Cubikcentimeter von Zehntelnormalnatronlauge, wodurch wir Zahlen erhalten, welche der Wahrheit entsprechen, die Unterschiede der Grenzen weiter erscheinen lassen, und als ganze Zahlen im Gedächtniss leichter als die Decimalen zu behalten sind.

pilzen, Sarcine, Zellenkernen einen negativen Befund auf Blut. Der Pat. gestand auf sorgfältiges Nachfragen, die vorgeschriebene Diät nicht eingehalten, sondern zweimal Himbeerconserven und das dritte Mal Pflaumen genossen zu haben. — Den ganzen Winter hindurch fühlte sich der Pat. leidlich wohl, erst am 30. Juli 1886 meldete er sich wieder, da die früheren Beschwerden wieder eingetreten seien. Vor Allem fühlte der Pat. in den beiden letzten Nächten grössere Schmerzen im Magen, Brennen daselbst und im Schlunde starkes Aufstossen, Brechneigung, aber kein Erbrechen, und allgemeine Schwäche. Die äussere Untersuchung ergab dasselbe Resultat, wie im Vorjahre, ausserdem sah der Kranke anämisch aus, das Gesicht mit einem Stich ins Icterische. Die sofort vorgenommene Aspiration, welche der Kranke selbst wünschte, förderte $1^1/_2$ Liter einer missfarbigen braunen Magenflüssigkeit, nach Peptonsuppe riechend, untermischt mit verschiedenen Speiseresten und chocoladefarbigen Flocken; die nachherige Ausspülung mit dem Magenaspirator wurde solange fortgesetzt, bis das Spülwasser farblos herausfloss. Das Filtrat des Mageninhaltes, dessen Farbe, wie im Vorjahre, auf etwa genossene Fruchtspeisen bezogen wurde, war schwach bräunlichgelb, von oben angegebenem Geruch, HCl sehr intensiv, Milchsäure nicht ausgesprochen, Aciditätsgrad 70,0, Peptonreaction sehr intensiv, Zuckerreaction (Cu_2O) stark, Eiweissreaction Null, in $1^1/_2$ Stunden verdauungsfähig; der Filterrückstand wurde behufs späterer Untersuchung aufbewahrt. Der Pat. stellte sich am 3. Tage noch mehr anämisch, geschwächt, und über Schmerzen in der Magengegend klagend, wieder vor. Die vorgenommene Aspiration förderte 2 Liter dunkelbrauner, kaffeesatzähnlicher Flüssigkeit, untermischt mit zahlreichen braunen Flocken, von einem Geruch, wie wenn man das Blut der künstlichen Peptonisation unterwirft; das schwach grünliche Filtrat zeigt bei chemischer Untersuchung: HCl sehr intensiv, Milchsäure nicht ausgesprochen, Pepton äusserst intensiv, Eiweiss deutliche Spur, Acidität 70,0, künstliche Verdauungsfähigkeit nach 2 Stunden. Die mikroskopische Untersuchung, welche nun auch mit dem Rückstande von der vorigen Aspiration vorgenommen wurde, ergab in beiden Fällen denselben Befund: Bei Abbe'scher Beleuchtung dunkelbraune Plaques von Farbstoff, ausserdem zahlreiche ebenso gefärbte, die körnigen Harncylinder nachahmende Gerinnsel, deren Rand sowie der von den Plaques von Kreisen, deren Umfang aus schwarzen Speichen oder Punkten bestand, umgeben war. Diese Kreise sind aus den weiter unten anzuführenden Gründen als veränderte rothe Blutkörperchen anzusprechen. Auch die in beiden Fällen vorgenommene Hämin- und Eisenprobe gab ein sehr ausgesprochenes Resultat. Es wurde daher sofort die Therapie gegen Magenblutung bei Ulcus in der unten näher angeführten Weise eingeleitet, und der Pat. erholte sich, trotzdem noch während der ersten Woche Erbrechen schwarzer, kaffeesatzähnlicher Massen und schwarze Stühle erfolgten, von den Folgen der Magenblutung und fühlt sich jetzt subjectiv wohl, trotz der stets bestehenden Magenectasie. — Das Auftreten der Magenblutung möchte ich in diesem Falle auf folgenden Umstand zurückführen. Der Pat. hatte nach der Verordnung 2mal am Tage Cognac mit schwarzem Kaffe zu trinken. Nun hatte er davon einen ergiebigen Gebrauch gemacht, und gerade am Abend vor dem Eintreten der Magenschmerzen nahm der Pat. eine starke Dosis heissen Kaffee's mit einem Gläschen Cognac zu sich.

II. Fall. Ein 50jähriger Gutsbesitzer E. W. klagte vor einem Jahre auf einmal nach einer Jagd über das Auftreten von Magenschmerzen. Seit dieser Zeit wiederholte sich mehrmals ein Magendrücken, welches sich in Magenschmerzen in der Herzgrube steigerte, wonach öfter Erbrechen (nach späterer Angabe zuweilen dunkles „tintenartiges“) erfolgte. Der am 14. Februar d. J. untersuchte Kranke giebt an: Appetit gut erhalten, zuweilen Heisshunger („falscher Appetit“ nach Angabe des Pat.), Durstgefühl sehr intensiv, im Magen manchmal Brennen, manchmal Drücken, Stuhlgang 2—3 Tage lang angehalten. Die Herzgrube beim Druck nur mässig empfindlich, aber von grösserer Resistenz und gedämpftem Percussionsschall. Zu jeder Tageszeit schwappende Geräusche, bis 2 Finger unter dem Nabel hervorzubringen, sonst keine Abnormitäten nachzuweisen. Die Aspiration des nüchternen Magens zeigt $^1/_2$ Liter missfarbigen Inhaltes mit Fetttropfen und Fleischstücken, die nach peptonisirtem Fleisch riechen. Das Filtrat farblos, HCl sehr intensiv, Milchsäure Spur, Acidität 45,0, Pepton intensiv, Eiweiss Spur, künstliche Verdauungsfähigkeit in 3 Stunden; unter dem Mikroskop: Muskelbündel, Sarcine, Mikrokokkenhaufen. Während einer Woche täglich Abends eine Ausspülung mit 2procentiger Sodalösung. Am 8. Tage wurde zum

Abendessen ein Beefsteak mit Brod und Thee genommen; am anderen Morgen wurden aus dem nüchternen Magen 80 ccm trüber gelblicher Magenflüssigkeit ohne Speisereste aspirirt. Das Filtrat farblos, HCl deutlich, Milchsäure keine, Acidität 50, verdauungsfähig, Pepton und Eiweissreaction nur schwach violett. Unter dem Mikroskop zahlreiche charakteristische Zellenkerne, welche nach Controluntersuchungen sich als durch Magensäure gesprengte Kerne von weissen Blut- oder Eiterkörperchen ergeben, sowie Rudimente von Cylinderepithel zu sehen.

Der Pat. wurde nun entlassen, aber nach einem Monat (24. März d. J.) meldete er sich mit der Klage wieder, er habe von Neuem Magenschmerzen und zwei unruhige Nächte gehabt und fühle sich schwach. Der Pat. bot dieselben äusseren Erscheinungen wie früher, war aber mehr anämisch geworden und zeigte im Gesicht einen gelblichen Teint, spürte im Magen Schwere und Brechreiz und verlangte deswegen nach Magenentleerung. Dieselbe förderte nun $2^1/_2$ Liter einer dicklichen ganz dunkelbraunen, kaffeesatzähnlichen, nach dem Ausdruck des Pat. „tintenartigen“ Masse von eigenthümlichem Geruch nach peptonisirtem Blut; das Filtrat strohgelb, HCl sehr intensiv, Milchsäure keine, Acidität 68,0, Pepton intensiv, Eiweiss deutliche Spur, Verdauungsfähigkeit in 5 Stunden. Unter dem Mikroskop (an demselben Tage untersucht): Braune Plaques ohne Spur von Rudimenten von rothen Blutkörperchen, daneben Muskelbündel, Fettnadeln, Fetttropfen. Die eingeleitete Medication auf Ulcus stellte den Kranken soweit her, dass er am 14. Tage in seine Heimath abreisen konnte. Den Ausbruch der Blutung können wir wahrscheinlich auf übermässigen Genuss des empfohlenen Cognac's und schwarzen Kaffees zurückführen. Während der nachfolgenden 4 Monate fühlte sich der Pat. bei einer blanden Diät wohl und stellte sich erst am 12. Juli d. J. wieder vor. Magenschmerzen, Heisshunger und Durstgefühl haben sich verloren. Nach einem abendlichen Essen (Beefsteak, Brod und Thee) wurde aus dem Magen am anderen Morgen $^3/_4$ Liter schmutzig grauer Flüssigkeit, untermischt mit zahlreichen Fleischstücken, aspirirt. Die Untersuchung auf Blut giebt einen negativen Befund; das Filtrat farblos, HCl nicht mehr nachzuweisen, dagegen deutliche Reaction auf Milchsäure, Acidität 12,0, Pepton-Eiweissreaction deutliche Spur, verdaut jedoch allein nicht, sondern erst nach Ansäuerung mit HCl. Es ist somit trotz des reizenden Mageninhaltes (Fleischstücke) keine HCl - Secretionsfähigkeit der Schleimhaut mehr vorhanden. Die frühere Salzsäure - Hypersecretion ist binnen 4 Monaten spontan in Salzsäure-Insufficienz übergegangen, und mit ihr waren alle früheren Magensymptome, welche eigentlich auf die Rechnung der sauren Hypersecretion und nicht des Ulcus zu bringen sind, verschwunden. Der Kranke begab sich darauf zu einer 6 wöchentlichen Kur nach Karlsbad, und als er von da zurückkehrte, gab er an, sich subjectiv gut zu fühlen und ganz genesen zu sein, denn auch der Stuhlgang stellte sich regelmässig ein. Das Körpergewicht stieg von 62 auf 72 kg; das Aussehen ist blühend zu nennem.

III. Fall. Ein 45jähriger Bureaubeamter K. W., seit mehreren Jahren magenleidend; von den ordinirenden Aerzten die Diagnose bald auf Magenkatarrh, bald auf ein nervöses Magenleiden gestellt. Der Pat. stellte sich am 28. September d. J. Abends zum ersten Male vor und gab an: Magenschneiden von Zeit zu Zeit, öfteres Zusammenschnüren in der Herzgrube; hierbei entleeren sich ein paar Löffel farblosen geschmacklosen „Wassers“, manchmal mehrmals am Tage und sogar in der Nacht während des Schlafes; einige Male folgten dem aufgestossenen Wasser grössere Quantitäten „dunkler gefärbter“ erbrochener Massen nach. Appetit sehr veränderlich, gewöhnlich herabgesetzt, Durstgefühl gross, Verlangen nach säuerlichen Speisen, Früchten, Weintrauben. Wegen Stuhlverstopfung werden Morison'sche Pillen eifrig genommen. Der Pat. sehr anämisch, Ernährung herabgesetzt, Palpation in der Herzgrube mässig schmerzhaft, schwappende Geräusche fast bis zum Nabel hervorzubringen, sonst keine Abnormität. Die nun supponirte Diagnose lautete: Anaemia universalis; dilatatio ventriculi mediocris gradus; insufficientia secretionis (catarrhus mucosus). Obstipatio ex atonia intestinorum. Dem Kranken wurde verordnet, säuerliche Speisen zu essen und sowohl vor als nach dem Essen HCl einzunehmen. Ehe aber der Kranke diese Medication ausführte, wurde er in derselben Nacht von Magenschmerzen befallen, worauf sich Erbrechen einstellte. Die erbrochene Masse, welche der Kranke selbst gleich am Morgen brachte, war eine Flüssigkeit mit zahlreichen rostfarbigen Flocken versetzt. Das Filtrat farblos, HCl sehr intensiv, Milchsäure Spur, Acidität 69,0, Pepton sehr intensiv, Eiweiss Null, Verdauungsfähigkeit in $1^1/_2$ Stunden. Unter dem Mikroskop: Sarcine, Hefepilze, braune Plaques und körnige Cylinder, aber ohne Rudimente von rothen Blutkörperchen, dagegen die Probe auf Häminkrystalle und Eisen positiv. Die in zwei nachfolgenden Tagen entleerten Stuhlgänge enthielten neben gelben auch ganz schwarzbraune Massen. Die eingeleitete Ulcusmedication brachte die Magenschmerzen und das Erbrechen zum Schwinden. Die Nichtvornahme der internen Magenuntersuchung hat in diesem Falle zur Fehldiagnose und Fehltherapie geführt, die erst durch Untersuchung des Erbrochenen corrigirt wurde. Auch hier ist zu bemerken, dass Abends vor der schlechten Nacht starke Weinsuppe genossen wurde.

IV. Fall. Ein 57jähriger Lehrer F. L. giebt an, vor zwei Wochen, nach einem reichlicheren Mittagessen (dabei viel Wurst), in der Nacht grosse Magenschmerzen und Erbrechen bekommen zu haben. Das Erbrochene soll farblos gewesen sein, erst in der zweiten Nacht wurden dunkle Massen unter Schmerzgefühl entleert, was auch in der dritten Nacht sich wiederholte. Der P. ist gegenwärtig mässig ernährt, nicht ganz anämisch, Appetit erhalten, aber nach dem Essen treten Magenschmerzen auf, die Magengegend auf Druck nicht schmerzhaft, im Magen continuirliches Succussionsgeräusch. Am 25. November 1885 wurde aus dem nüchternen Magen eine farblose Flüssigkeit ohne Speisereste aspirirt, das Filtrat zeigt eine überaus starke Reaction auf HCl, Acidität 32,0, weder Pepton, noch Zucker, noch Eiweiss nachzuweisen; Verdauungsfähigkeit sehr rasch. Nun wurde die Diagnose auf Catarrhus acidus subs. dilatatione gestellt. Doch bald musste dieselbe corrigirt werden, denn am 27. November erfolgte in der Nacht unter Schmerz und Angstgefühl das Erbrechen von 2 Litern dunkelbrauner (kaffeesatzähnlicher) dicklicher Flüssigkeit von eigenthümlichem Geruch. Das Filtrat hiervon farblos, HCl äusserst intensiv, Pepton intensiv, Eiweiss deutlich, Zucker in Spuren; mikroskopische Untersuchung, am anderen Tage vorgenommen, ergiebt keine Blutkörperchen, aber braune Plaques und cylindrische Gerinnsel. Nach einer eingeleiteten Ulcusbehandlung erholte sich der Patient bald.

V. Fall. Ein 47jähriger Bauer J. G. giebt an: Seit 11 Monaten alle drei Tage galliges Erbrechen; vor dem Erbrechen Uebelkeiten und

Brennen im Magen, dagegen im Mund herber zusammenziehender Geschmack, der Appetit, der nur vor dem Eintreten des Erbrechens schwindet, ist gut, Durstgefühl stark vermehrt, Stuhlgang angehalten und öfters angeblich schwarz gefärbt. Die Untersuchung ergiebt: Das Individuum stark abgemagert, cachectisch, Haut trocken, welk, erdigfahl, mit icterischem Teint; der Bauch eingefallen, die Magengegend nicht schmerzhaft, in der Pylorusgegend eine wallnussgrosse, wenig schmerzhafte Geschwulst durchzufühlen; von Zeit zu Zeit peristaltische Bewegungen des Magens gegen den Pylorus hin sichtbar; das Succussionsgeräusch bis unter den Nabel reichend. Die erste Magenuntersuchung am 30. März 1885 förderte aus dem nüchternen Magen eine missfarbige, dickliche, speisehaltige, nach Fettsäuren riechende Masse. Das Filtrat farblos, HCl äusserst intensiv, Pepton deutlich, Eiweiss Null, rasch verdauungsfähig. Die zweite Untersuchung des nüchternen Magens, wegen der Schwäche des P. erst am 28. April 1885 ausgeführt, zeigte $^1/_2$ Liter kaffeesatzähnlicher dicklicher Magenflüssigkeit von Essigsäuregeruch, herstammend aus der Umsetzung des in grösserer Quantität wegen Schwäche eingeführten Weines. Das Filtrat schwach blassbraun, HCl intensiv, Acidität 60,0, Pepton deutlich, Eiweiss Null, Verdauungsfähigkeit rasch; unter dem Mikroskop dunkelbraune Plaques und cylindrische Gerinnsel. Unter dem Gefühl von starkem Magenbrennen erfolgt in der nachfolgenden Nacht ein copiöses, kaffeesatzähnliches Erbrechen von 4 Litern. Das Filtrat davon rothbraun, chemische Reactionen darin nicht ausführbar, dagegen waren unter dem Mikroskop noch gut erhaltene rothe Blutkörperchen zu sehen. Die klinische Diagnose wurde, nach den äusseren Allgemeinerscheinungen urtheilend, antiquo modo auf Carcinoma pylori subsequa gastrectasia gestellt. Unter den Erscheinungen von acuter Anämie verschied der Kranke bald. Die von Prof. Browicz ausgeführte Section ergab folgenden Befund: Ulcus ventriculi rotundum ad parietem posteriorem pylori cum callositate fundi ulceris in caput pancreatis tendentis, sequente stenosi pylori, dilatatione et catarrho chronico ventriculi, et residuis haemorrhagiae abundantis ex fundo ulceris. Anaemia acuta et marasmus universalis.

VI. Fall. Ein 27jähriger Bauer giebt an, seit 5 Jahren keine Alcoholica gebraucht zu haben, seit 3 Jahren magenkrank zu sein.

Es erfolgte in monatlichen Intervallen ein galliges, einmal auch braunes Erbrechen; in den letzten 2 Monaten tritt das Erbrechen fast jede Woche auf, enthält aber nur Speisen und Galle. Der P., untersucht, erscheint gut ernährt, nicht ganz anämisch, Appetit gut, aber nach jedem Essen Schmerzen im Magen, dieselben sind bald schneidend, bald stechend; ausserdem Aufstossen, angeblich mit Geruch nach faulen Eiern, Stuhlgang angehalten. Kein schwappendes Geräusch und keine Schmerzhaftigkeit in der Magengegend bei der Palpation. Bei der ersten Untersuchung am 20. October d. J. wurden nüchtern ohne Verdünnungswasser gegen 40 ccm dunkelbrauner Flüssigkeit mit braunen Flocken aspirirt. Die sofort vorgenommene mikroskopische Prüfung ergiebt noch hie und da Rudimente von rothen Blutkörperchen, braune Plaques und charakteristische Zellenkerne, aber keine Speisereste; Hämin- und Eisenprobe mit positivem Resultat. Das Filtrat mit einem Stich ins Strohgelbe, HCl äusserst intensiv, Milchsäure keine Spur, Acidität 60,0, Pepton deutlich, Eiweiss und Schleim keine Spur, verdaut innerhalb eineinviertel Stunden. Der Kranke empfindet am anderen Tage schneidende Magenschmerzen, hat Verlangen nach flüssigen Speisen und Wein, aber nicht nach Wasser; der Patient sieht anämisch aus, ohne ein gelbliches Colorit im Gesicht zu zeigen.

In den übrigen 18 Fällen waren wir nicht in der Lage, Blut im Magen anzutreffen, wir stützten aber unsere Diagnose auf Ulcus auf folgende drei zusammentreffende Momente.

a. Ganz bestimmte Aussage der Patienten, dass sie „schwarzes Erbrechen“, bei einigen noch dazu schwarze Stuhlgänge, mit nachfolgendem Schwächegefühl gehabt haben. Unter diesen Fällen befinden sich 5, in welchen die ordinirenden Aerzte selbst das Blutbrechen gesehen haben. Alle in dieser Richtung zweifelhaften Fälle wurden in diese Zusammenstellung nicht aufgenommen.

b. Längere Dauer der Krankheit, gegen 1 Jahr, ohne dass hierdurch eine ausgesprochene Krebscachexie hervorgerufen wurde.

c. Locale Folgen des Krankheitsprocesses (Pylorusstenose, Ektasie).

Die 24 Ulcuskranken waren sämmtlich Männer, darunter nur 1 Israelit. Was das Alter anbelangt, so befanden sich 3 Individuen zwischen 20—30, 2 zwischen 30—40, 11 zwischen 40—50,

4 zwischen 50—60, und 4 zwischen 60—65 Jahren. Das ätiologische Moment war in keinem Falle zu eruiren. Starker Genuss von alkoholischen Getränken war bei allen Individuen ausgeschlossen, 6 Individuen führten sogar ein in dieser Richtung enthaltsames Regime, 2 Individuen gaben einen traumatischen Ursprung (Fall vom Wagen auf den Bauch, im anderen Stoss auf denselben) an, 3 Individuen datirten den Ursprung der Krankheit von starken Fusstouren her. Die allgemeine Ernährung war überhaupt als schlecht zu bezeichnen: 10 F. cachectisch, 12 nur mässig und nur 2 F. gut ernährt, aber sämmtliche Individuen waren als anämisch anzusprechen, und zwar 13 mässig und 11 von Wachsfarbe, und diese letzteren hatten im Gesicht ein gelbliches leicht icterisches Colorit.

In allen Fällen war aus dem nüchternen Magen auch ohne Blutung eine merkliche Quantität Flüssigkeit zu aspiriren, es war somit eine starke Hypersecretion der Magenschleimhaut vorhanden. Der Magen war stets stark HCl-haltig, selbst nüchtern, ohne dass in demselben Speisereste vorhanden waren. Der Aciditätsgrad war aber sehr verschieden. In der von der Blutung freien Zeit schwankte die Acidität des nüchternen Mageninhaltes von 11 Fällen, welche im nüchternen Zustande keine Speisereste im Magen zeigten, zwischen 5,0 und 43,0. In anderen Fällen, in welchen der Magen mit Speiseresten continuirlich überfüllt war, überschritt dieselbe 50 Grade. Dagegen wurde die Acidität zur Zeit der Blutung am höchsten gefunden, wie die oben citirten Fälle lehren, zwischen 60—70 Graden. Milchsäure war nur bei Vorhandensein der Speisereste im Magen zu finden, doch nicht immer mit ausgesprochener Reaction. Galle und gelbe Flocken wurden in 7 Fällen beobachtet. Die Peptonreaction war in allen Fällen, selbst in denen, welche von Speiseresten frei waren, deutlich zu sehen, dagegen tritt die Eiweissreaction mit der Höhe der Acidität stark zurück. Die Reaction auf Schleim war niemals zu erhalten. In allen Versuchen war die künstliche Verdauungsfähigkeit des Magensaftes äusserst intensiv, bei hohen Aciditätsgraden selbst nach einer Stunde, und sogar in der Zimmertemperatur verdauten die Magensäfte mit hoher Acidität die Eiweissscheibe während einer Nacht vollständig. — Die Verlangsamung des Mechanismus erwies sich bei 13 Patienten durch Verbleiben der Speisereste bis zum andern Morgen, bei 8 durch wenigstens 3 Stunden langes Verbleiben des Eiweisses im Magen bei der Eiweissmethode, während bei 3 Individuen aus therapeutischen Gründen diese Untersuchung unterbleiben musste. — Bis auf 4 Fälle wurde durch physikalische Untersuchung Magenektasie nachgewiesen, indem stets die Grenze des Succussionsgeräusches, durch Fingerspitzenstoss hervorgebracht, die Höhe des Nabels entweder fast erreichte oder unter demselben lag, und in 13 Fällen der Magen von Speisen niemals frei befunden wurde. In 14 Fällen war bei der Palpation der Herzgrube grössere Resistenz, und in einem Falle (V) daselbst ein Tumor zu fühlen. An dieser Stelle war auch der Percussionsschall dumpfer als gewöhnlich. Die Schmerzhaftigkeit bei der Palpation des Magens war überhaupt viel geringer als die spontane. Ueber letztere klagten sämmtliche Kranken und gaben dieselbe entweder als Schneiden oder Stechen entweder in der Herzgrube, oder längs des linken unteren Rippenbogens an. Die Schmerzen waren intermittirend; nach dem Genusse von Speisen und noch mehr bei Stagnation des Mageninhaltes traten sie regelmässig ein. Die Intensität der Schmerzen war oft so gross, dass die Kranken in zusammengekauerter Stellung laut aufschrien. Und dies war bei denjenigen Individuen der Fall, bei denen die Acidität selbst des nüchternen Magensaftes sehr gross (50 und darüber) war. Die Esslust, ohne Unterschied der Speisen, war in sämmtlichen Fällen vorhanden. In 11 Fällen (sämmtlich ektatischen) war ein so starkes Verlangen nach dem Essen vorhanden, dass vor den Patienten, von welchen manche wussten, dass sie an Magenblutung leiden, die Nahrung verschlossen werden musste, damit sie die vorgeschriebene Diät einhalten. In 19 Fällen (sämmtlich Magenektasien) wurde ein übermässiges Durstgefühl beobachtet. In allen hier zusammengestellten Fällen bis auf einen war mehrmaliges Erbrechen sowohl ohne als mit Blut untermischt in den verschiedensten Intervallen eingetreten. In dem einen ohne Erbrechen verlaufenden Falle sah der Hausarzt zweimal nach dem Eintreten von Symptomen ausgesprochener Anämie das Erscheinen von charakteristischen schwarzen Stuhlgängen.

Unsere hier zusammengestellte Gruppe von Ulcuskranken bietet somit folgende bemerkenswerthen klinisch-pathologischen Merkmale:

1. Es sind in hohem Grade hypersecrete Magen mit einer von HCl herrührenden continuirlichen Hyperacidität. Demgemäss ist ein

Aciditätsgrad des nüchternen Mageninhaltes von 50 und darüber eines Ulcus verdächtig; denn solche Grade von Hyperacidität haben wir, ausser bei Ulcus, bei keiner Gruppe von Magenerkrankungen zu beobachten Gelegenheit gehabt.

2. Die Verdauungsfähigkeit des Mageninhaltes ist äusserst intensiv.

3. Dagegen der Verdauungsmechanismus in hohem Grade herabgesetzt.

4. Unsere sämmtlichen Ulcuskranken bieten somit die Erscheinung des sogenannten sauren Magenkatarrhs im höchsten Grade.

5. Sämmtliche subjectiven stets hier vorzufindenden Beschwerden, übermässiges Durst- und Hungergefühl, spontane Schmerzempfindungen im Magen, sind mehr Folgen der Exacerbation des sauren Magenkatarrhs, bei welchem wir dasselbe auch ohne Ulcus stets beobachtet haben, als des Ulcus selbst, denn nach Herabsetzung der Hyperacidität durch therapeutische Maassregeln treten auch die das Magengeschwür begleitenden subjectiven Symptome zurück.

6. Das blutige Erbrechen, welchem Schmerzen vorangehen, und welches, falls es copiös wird, ein icterisches Colorit der Gesichtsfarbe nach sich zieht, fördert dunkelbraune, fast tintenartige Massen zu Tage, welche einen charakteristischen Geruch nach peptonisirtem Blut haben und denselben lange Zeit unverändert beibehalten. Rothe Blutkörperchen sind nur bei ganz frischen, sofort untersuchten Blutergüssen wahrzunehmen.

Wenn wir hier noch die oben erwähnten von v. Velden und von Schellhaas, Riegel sowie Gerhardt veröffentlichten Fälle in Erwägung ziehen, so müssen wir annehmen, dass die continuirliche hyperacide saure Hypersecretion, welche wir sauren Magenkatarrh nennen wollen unmittelbar zur Ulcusbildung führen kann. Es ist jedenfalls möglich, dass Aenderungen in den Nervencentren[1]) oder nach Virchow im Gefässsystem der Magenschleimhaut selbst[2]) oder in der Blutbildung[3]) (Anämie) prädisponirende Momente zur Magenblutung abgeben, aber als das verursachende Moment muss die Bil-

[1]) W. Ebstein, Arch. f. exper. Path. u. Pharm. II. 2.

[2]) G. Merkel, Wiener med. Presse 1866 No. 30 und 31. — Rindfleisch, Lehrb. der path. Anat. S. 361—319. Panum, Virchow's Archiv 25. 1862. Aufrecht, Cbl. f. med. Wissensch. 1882, No. 31.

[3]) Leube, Ziemssen's Handb. der spec. Pathol. und Ther. VII. 2. H. p. 91. — H. Quincke, D. med. Wochenschr. 1882 No. 6.

dung eines überaus sauren und stark verdauungsfähigen Magensaftes resp. die Exacerbation des sauren Magenkatarrhs angesehen werden. Dafür sprechen die Fälle I und II, welche, vor dem Eintreten der Blutung untersucht, eine viel geringere Acidität zeigten, als während der Blutung; ferner alle Fälle, welche nach der Blutung untersucht worden sind, und in welchen wieder ein viel geringerer Aciditätsgrad, als während der Blutung beobachtet wurde. Wir müssen in dieser Beziehung noch weiter gehen und sagen, dass ein blutendes rundes Magengeschwür sich bei Mangel an HCl-Secretion wahrscheinlich nicht bilden könne, und stützen uns auf den oben beschriebenen Fall II, bei welchem innerhalb 4 Monaten nach der Blutung die hypersaure HCl-Secretion total verschwand, und mit ihr sämmtliche Erscheinungen des Ulcus. Zur Zeit der Magenuntersuchung war bereits der Uebergang des sauren Katarrhs in den schleimigen vollzogen. Auch haben wir noch einen in dieser Richtung interessanten Fall in der Klinik zu beobachten Gelegenheit gehabt.

VII. Fall. Ein dreissigjähriger Bauer J. P. giebt an, vor 3 Jahren an starken Magenschmerzen und öfterem „dunkelgefärbten“ Erbrechen gelitten zu haben; dabei sei er sehr heruntergekommen. Nach einem halben Jahre habe er sich jedoch wieder erholt, aber den früher sehr guten Appetit verloren, denn seit jener Zeit werde Alles, was er geniesse, „nach unten nicht durchgelassen, Alles sitze oben und drücke ihn“. Der jetzt wohlgenährte, nicht anämische und kräftige Patient wurde am 13. April 1885 zum ersten Male nüchtern aspirirt; aber mit Mühe konnten gegen 200 ccm dicker schwarzbrauner Magenflüssigkeit heraufgeholt werden. Angesichts der Färbung des Mageninhalts wurde die weitere Aspiration unterbrochen. Eine sehr sorgfältige Untersuchung des Mageninhaltes auf Blut blieb jedoch fruchtlos. Das Filtrat reagirte sauer, zeigte aber keine HCl-Reaction noch künstliche Verdauungsfähigkeit. Der P. erklärte auf Anfragen, dass er jetzt regelmässig ein Decoct von Senna und gedörrten Pflaumen als Abführmittel benutze. Den andern Tag wurden nun früh nüchtern gegen 4 Liter einer ebenso wie gestern gefärbten Masse aus dem Magen entleert, und der Magen rein ausgewaschen. Am dritten Morgen gab der von neuem aspirirte nüchterne schleimige Mageninhalt eine alkalische Reaction und, mit HCl angesäuert, nur Spuren von Verdauungsfähigkeit. Es ist unzweifelhaft anzunehmen, dass hier vor

3 Jahren eine Stenosirung des Pylorus durch das Ulcus stattgefunden hatte, der saure Magenkatarrh in den schleimigen übergegangen war, und die Magenschleimhaut, des energisch verdauenden Magensaftes entledigt, vor dem Ausbruch des Ulcus geschützt wurde, trotzdem sie jetzt der schädlichen Wirkung grosser Quantitäten stagnirender in Zersetzung begriffener Massen ausgesetzt war.

Es ist somit sehr wahrscheinlich, dass Mangel an HCl im Magen vor Entstehung und Erneuerung des Ulcus rotundum schützt. Es wäre somit der interne Befund einer Säure-Insufficienz bei einem früher an Ulcus leidenden Patienten für die Prognose ein günstiges Moment, derselbe könnte aber leicht, in Anbetracht der stattgehabten Blutung, wenn andere sichere diagnostische Anhaltspunkte von früher nicht vorliegen, zur falschen Annahme eines Carcinoms führen. Zu Gunsten der Annahme, dass der Ausbruch des Ulcus unter dem Einflusse des exacerbirten Verdauungs-Chemismus erfolge, spricht auch das bekannte ätiologische Moment, dass das runde Geschwür mit Vorliebe im Jünglings- und Mannesalter angetroffen werde, wenn nämlich die Säuresecretion und Verdauungsintensität am intensivsten entwickelt sind.

Was die Häufigkeit des Auftretens des Ulcus bei den hiesigen Magenkranken anbelangt, so haben wir auf 260 durch interne Magenuntersuchung geprüfte (jedoch ausgewählte) Magenkranke 24 (9,2 %) sicher constatirt gefunden; wir glauben aber, da wir mehrere zweifelhafte Fälle ausgeschlossen haben, dass die Erkrankung viel häufiger stattfindet, wenn man noch den Umstand in Erwägung zieht, dass die saure Hypersecretion eine äusserst häufige Magenerkrankung ist und die Hälfte aller Magenerkrankungen bildet.

Unseren pathologischen Befunden gemäss war auch unsere Therapie des Ulcus von der üblichen etwas verschieden.

Bei einer stattgefundenen Magenblutung in Folge des Ulcus wurde die ersten 2 Tage absolute Bettruhe, leichte Eisbeutel auf die Magengegend verordnet, dagegen wurde das Verschlucken von Eisstücken nur dann zugelassen, wenn der P., was ziemlich oft geschah, über heftiges Durstgefühl klagte. Diese Vorsicht wurde deswegen geübt, da Eis bekanntlich die Säuresecretion stark anregt. Die innerliche Verordnung bestand in dem Einnehmen von 3 Pulvern aus je 1 g Natrium boricum und 2 cg Extr. opii aquosum im Tage und dem Nachtrinken kleiner Quantitäten von kaltem Mühlbrunnen. Der

Zweck der Verordnung war einerseits, die Acidität des **Mageninhaltes** herabzustimmen, und durch die durch Einwirkung der **Magensäure** aus dem Borax freiwerdende Borsäure der Zersetzung der im Magen angesammelten Massen vorzubeugen, andererseits die Bewegungen des Magens zu mässigen. Jede Nahrung und Getränke wurden ganz verboten. — Weitere 2 Tage, falls die Blutung sistirt ist, kein Eis mehr, bloss die obigen Pulver, ferner in 1—2 stündigen Intervallen Gallertstückchen aus Kalbsfüssen und 2 mal des Tags Fleischpancreasklystire nach Leube. Die dritten 2 Tage dieselben Pulver, Pancreasklystire, bei hochgradiger Schwäche mit geringen Quantitäten von Cognac, und ausser der Gallerte noch abgekühlte süsse Milch, löffelweise in zweistündigen Intervallen. Am Anfang der zweiten Woche wurden kleine Quantitäten kalter ungesalzener Rindfleischsuppe mit Gallerte und alle Paar Stunden ein Löffel ganz schwachen kalten schwarzen Kaffees erlaubt. Waren darauf keine schmerzlichen Empfindungen im Magen eingetreten, so wurde in der zweiten Woche in die kalte Milch oder kalte Suppe mit 1—2 Eier täglich einzuquirlen, gestattet. Traten aber Schmerzen darauf ein, so wurde gleich von diesem Regime Abstand genommen, die Schmerzen mit der erwähnten Pulvercomposition gestillt, und behufs der Ernährung fleissig zu Fleischpancreasklystiren gegriffen. Die reizlose flüssige Diät nebst Bettruhe wurde stets bis 3 Wochen oder darüber beobachtet. Dieselbe Diät und die Boraxpulver mit Nachtrinken von Karlsbader Wasser wurde auch für diejenigen Ulcuskranken während 2—3 Wochen angeordnet, welche zwar an keiner Magenblutung, wohl aber an Magenschmerzen in Folge des Ulcus litten. Um dem Ausbruch der Ulceration im Magen, welche ihren Grund in Steigerung der Hyperacidität des Magensaftes resp. im sauren Magenkatarrh hat, vorzubeugen, wurde den Patienten empfohlen, sich monatelang aller reizenden und säuerlichen Speisen zu enthalten und zu wiederholten Malen eine Cur mit alkalischen Wässern durchzumachen. Denn die auf der hiesigen Klinik ausgeführten Versuche lehrten, dass man durch den Gebrauch des Karlsbader Wassers oder des Karlsbader Quellsalzes die HCl-Secretion der Magenschleimhaut bis auf Null herabsetzen kann. — Bei den mit hochgradiger Magenektasie behafteten Ulcuskranken wurde die Magenausspülung mit den obigen Mitteln in Gebrauch gezogen. Bei denjenigen Ulcuskranken, bei denen die sich in kurzen Intervallen wiederholenden Magenblutungen mit bedrohlicher Anämie einhergehen, würden wir die Anlegung einer provisorischen Dünndarmfistel behufs künstlicher Ernährung für angezeigt halten.

II. Klinische Befunde bei Magenkrebs.

Seitdem Reinhardt von Velden seine interessanten Befunde der internen Magenuntersuchung bei Pyloruscarcinom veröffentlicht hat (D. Arch. f. klin. Med. Bd. 23), sind von den verschiedensten Seiten eine stattliche Anzahl von Fällen über die Magenverdauung bei Magenkrebs beschrieben worden. Wir wollen uns daher in Nachstehendem auf die Anführung des am meisten Charakteristischen und Beachtenswerthen beschränken.

Im Ganzen wurden 28 Fälle von Magenkrebs einer internen Magenuntersuchung unterzogen. Bei dreien derselben war die Magenblutung in flagranti angetroffen, und bei zweien der frisch erbrochene blutige Mageninhalt untersucht. Diese letzteren wollen wir hier etwas näher betrachten.

VIII. Fall. (Bluthaltiger, HCl - freier Mageninhalt aspirirt). — Eine 50jährige Bauersfrau J. G. giebt an, seit $^3/_4$ Jahren magenkrank zu sein. Kein Appetit, Gefühl von Völle, oft Druck und Schmerzen im Magen, Stuhlgang angehalten, Aufstossen, aber kein Erbrechen. Die Untersuchung ergiebt: Individuum von sehr gealtertem Aussehen, stark abgemagert, von welker erdfahler Haut, Lungengrenzen um 1 Rippe niedriger gestellt; die Magengegend aufgetrieben, bei der Berührung ziemlich schmerzhaft; der Magen selbst fühlt sich prall an, lässt sich mit der Hand umfassen, nach unten gut abgrenzen und reicht bis zur Nabelhöhe, der Percussionsschall über dem palpablen Tumor leer; neben dem Nabel eine harte wenig bewegliche schmerzhafte Geschwulst. Sofort (12. Juli 1886) vorgenommene Aspiration des nüchternen Magens förderte $^1/_2$ Liter schmutzig chocoladenbrauner dicklicher Masse, ähnlich dem gekochten Blut und nach säuerlicher Milch riechend. Das Filtrat mit einem Stich ins Gelbliche, keine HCl (mittelst Methylviolett), Milchsäure wegen entstandener Trübung unbestimmt, Acidität 5,20 Proc., Pepton und Eiweiss deutlich nachweisbar, nur nach Zusatz von HCl schwach verdauungsfähig. Unter dem Mikroskope ausser Hefe und verschiedenen Spaltpitzen, bei Abbe'scher Beleuchtung, veränderte rothe Blutkörperchen, in Form von speichenartigen Kreisen; Hämin- und Eisenprobe mit positivem Resultate.

IX. Fall. (Blutiger HCl-freier Inhalt aspirirt). — Ein 50jähriger Bauer J. K. giebt an, seit einem Monate (!) magenkrank und seit 4 Monaten stark von Kräften gekommen zu sein. Der Stuhlgang angehalten, starkes Magenbrennen bis in den Rachen hinauf, so dass der Kranke durch Kitzeln mit dem Finger das Erbrechen bewirkt, wobei angeblich schwärzliche übelriechende Massen entleert werden, auch die Stühle sind angeblich dunkel gefärbt. Appetit verloren, der Pat. abgemagert, von erdfahler Hautfarbe; ausser starker Schmerzhaftigkeit rechts, nahe an dem Nabel, nichts Besonderes zu finden. Eine gleich vorgenommene Aspiration (am 20. Juli 1886) förderte gegen $^1/_2$ Liter einer dunkelgrauen fast chocoladenartigen Masse, untermischt mit Käse- und Fleischstücken und nach Fettsäuren riechend; Filtrat gelblich, HCl-Reaction fehlend, Milschsäure deutlich, Peptonreaction intensiv roth, Eiweiss Spur; selbst nach Zusatz von HCl nicht verdauungsfähig. Unter dem Mikroskop ausser allerlei Speiseresten und Bakterien, braune Plaques mit Rudimenten von Blutkörperchen in Form von speichenartigen Kreisen; ausserdem Hämin- und Eisenprobe deutlich.

X. Fall. (Bluthaltige erbrochene Massen untersucht.) Ein 42jähriger Israelit K. W., angeblich seit 14 Wochen magenkrank, starker Kräfteverfall und Abmagerung. Von Zeit zu Zeit bald gelbes, bald dunkles Erbrechen in grossen Quantitäten, Appetit wechselnd, Durstgefühl mässig. Der Pat., von blassgelbem Teint, herabgesetzter Ernährung, empfindet spontane Schmerzen in der Herzgrube, welche durch Palpation nicht vergrössert werden, ausserdem stärkere Resistenz und Schmerzhaftigkeit rechts vom Nabel, zu jeder Tageszeit schwappendes Geräusch im Magen. Am 18. September 1886 Erbrechen von 2 Liter Mageninhalt von lichter Chocoladefärbung, mit geronnenen Milchstückchen stark untermischt und stark nach Schwefelwasserstoff riechend. Filtrat blassbraun, kein HCl, Milchsäure deutlich, Acidität 111,0, Pepton deutlich nachweisbar, weder ohne, noch mit HCl verdauungsfähig. Mikroskopisch sind ausser Speiseresten und Bakterien braune Plaques nachzuweisen; Hämin- und Eisenprobe mit positivem Resultat. Während der nachfolgenden 5wöchentlichen Behandlung erholte sich der Pat. nicht mehr, der kachectische Zustand nahm immer mehr zu, so dass die Angehörigen sich beeilen mussten, um den Kranken noch lebend in die Heimat schaffen zu können.

XI. Fall. (Blutiges Erbrechen, HCl im Magensaft, Ulcus diagnosticirt, Pyloruscarcinom bei der Section gefunden.) Ein 28jähriger Bauersknecht J. W. giebt an: Das Leiden begann seit 11 Monaten mit Magenschmerzen und Erbrechen von ungefärbten Massen, das sich viele Male während dieser Zeit wiederholt hatte. Erst vor 2 Monaten wurden kleine Quantitäten Blut mehrmals erbrochen. Der Pat. ist äusserst abgemagert, von blasser erdfahler Hautfarbe, nicht belegter Zunge; an den eingefallenen Bauchdecken markiren sich deutlich peristaltische Bewegungen des Magens, schwappendes Geräusch zu jeder Tageszeit, Schmerzhaftigkeit bei der Palpation nur gering; aber in der Nähe des Nabels eine höckerige harte Geschwulst durchzufühlen. Dabei der Appetit erhalten, Pat. nimmt willig jedwede Nahrung zu sich. Die erste diagnostische Magenaspiration, am 26. Mai 1886 an dem äusserst anämischen heruntergekommenen Kranken ausgeführt, förderte überraschender Weise 2 Liter kaffeesatzähnlicher Masse, von einem charakteristischen Geruch nach verdautem Blut. Das Filtrat davon gelblich, Methylviolett äusserst intensiv himmelblau, keine Milchsäure, Pepton deutlich nachweisbar, Spuren von Eiweiss, in 3 Stunden verdaut. Unter dem Mikroskop nur schwarzbraune Plaques zu sehen. Die klinische Diagnose wurde auf Ulcus und Stenose des Pylorus gestellt. An den nachfolgenden Tagen wiederholte sich das Blutbrechen sechsmal, vielleicht in Folge von Darreichung von Alcoholicis, zu welchen, wegen des bedrohlichen Kräfteverfalls, gegriffen werden musste. Da aber keine Medication die zunehmende Schwäche aufzuhalten im Stande war, wurde am 12. Juni 1886 von Prof. Mikulicz, in der Hoffnung den Kranken durch eine Duodenalfistel ernähren zu können die Enterostomie ausgeführt, was jedoch den tödtlichen Ausgang am 17. Juni 1886 nicht verhinderte. Die von Prof. Browicz ausgeführte Section ergab: Carcinoma medullare partis pyloricae ventriculi et strictura ejus regionis. Dilatatio ventriculi et catarrhus ventriculi et intestinorum chronicus. Hyperplasia glandularum mesaraicarum. In der Detailbeschreibung lesen wir: „Der Magen erscheint vergrössert, enthält mässige Quantität kaffeesatzähnlicher Masse. Die Magenschleimhaut am Fundus mürbe, lässt sich leicht mit dem Nagel abschürfen. An dem Pylorustheil eine flache Geschwulst im Zustande des Zerfalles und der Exulceration, wodurch der ganze Pylorustheil als ein Tumor von einer Länge von $8\frac{1}{2}$ und einem Querschnitt von $4\frac{1}{2}$ cm, vom Duodenum vollkommen abgegrenzt erscheint. Das Lumen des Pylorus beträgt kaum 1 cm und lässt den kleinen Finger nur mit Mühe durch; die Dicke des Pylorustheils beträgt durchschnittlich 1 cm. Um die Neubildung herum ist die Muskelschicht stark verdickt. Der mikroskopische Befund lässt die Magenschleimhaut als den Ausgangspunkt der Neubildung erscheinen, während die Submucosa und die tieferen Schichten davon frei sind. Die Neubildung ist als eine atypische epitheliale zu bezeichnen, mit dem Charakter des schnellsten Zerfalles, was als Ursache der stattgehabten Hämorrhagien anzusehen ist.“

XII. Fall. (Verdauungsfähige bluthaltige erbrochene Massen von einem 24jährigen Individuum; Ulcus diagnosticirt, Pyloruscarcinom bei der Section gefunden.) Eine 24jährige Israelitin Ch. H., angebich seit 4 Monaten magenkrank; starke Magenschmerzen wenige Minuten nach der Nahrungsaufnahme, öfters schwarzes Erbrechen, hierbei Appetit ganz gut erhalten. Das Individuum äusserst stark abgemagert, anämisch und kachectisch. Die Bauchdecken eingefallen; bei der Palpation der Magengegend geringe Schmerzhaftigkeit und in der Herzgrube grössere Resistenz; schwappendes Geräusch im Magen zu jeder Tageszeit, anti- und peristaltische Bewegungen des Magens sichtbar. Am 15. Februar 1884 das erste Erbrechen von 1 Liter schwarzbrauner kaffeesatzähnlicher Flüssigkeit; das saure Filtrat hiervon bräunlich, so dass die Reactionen nicht gut auszuführen sind, die künstliche Verdauungsfähigkeit jedoch ohne Ansäuerung mit HCl sehr intensiv, woraus geschlossen wurde, dass das Filtrat HCl-haltig sei. Die klinische Diagnose lautete: Ulcus in parte pylorica ventriculi subs. dilatatione. Die Kranke wurde nun per clysma und bei rapider Zunahme der Schwäche auch per os durch Alcoholica (abgekühlten Champagner) bei Kräften zu erhalten gesucht. Doch das Blutbrechen wiederholte sich unter heftigen Magenschmerzen mehrmals, so dass die Pat. unter Erscheinungen von acuter Anämie am 23. Februar 1884 verschied. Die von Prof. Browicz ausgeführte Section ergab: Carcinoma partis pyloricae ventriculi subs. stenosi pylori. Ulcera follicularia obsoleta chronica intestini coeci et colonis transversi. Dysenteria diphtheritica partis intestini ilei. Catarrhus ventriculi et intestinorum acutus. Hypoplasia cordis et aortae insignis. Uterus infantilis. Anaemia et marasmus universalis. In Bezug auf die Neubildung führt das Sectionsprotokoll an: „Die Magenwandung dicht am Pylorus auf eine Fläche von 4 Quadratzoll, vornehmlich am oberen Theile des Magens, fast auf 1 cm verdickt. Diese Verdickung geht allmählich in eine Magenwandung von normaler Dicke über, verengert aber das Lumen des Pylorus und macht den letzteren rigid. Die Innenfläche der Verdickung ist glatt narbenartig, ohne Ulceration. Im Gegentheil sind an einigen Stellen polypenartige weiche, nicht brüchige Zotten, welche in das Lumen des Pylorus hineinragen. Die mikroskopische Untersuchung zeigt an den narbigen Stellen gänzlichen Mangel an Schleimhaut, den moleculären Zerfall der Muskelschicht, in welcher in grosser Menge Haufen von Epithelzellen eingesprengt sind."

Bei den weiteren 23 intern untersuchten krebskranken Individuen war die Magenblutung durch den objectiven Befund nicht constatirt, jedoch musste die klinische Diagnose auf Carcinoma ventriculi mit zwingender Nothwendigkeit gestellt werden. Nehmen wir alle 28 Fälle summarisch in Betracht, so ergeben sich daraus folgende, statistisch zusammengestellten Befunde: 9 weibliche und 19 männliche Individuen; 7 Israeliten und 21 Christen; 3 Individuen im Alter von 20—30 Jahren; 2 zwischen 30—40; 6 zwischen 40 und 50; 9 zwischen 50—60; und 8 zwischen 60—70 Jahren. Es entfallen somit auf das Alter 50—70 Jahre $^2/_3$ der Fälle. Die Alterstabelle von E. Hahn (Berl. klin. Wochenschr. 1885 No. 50) giebt die grösste Anzahl von Magencarcinomen (von 164 Fällen 76) im Alter über 60 Jahre, und die geringste unter 30, nämlich nur zwei Fälle, an. In Bezug auf den Sitz der Neubildung lautete die Diagnose: Einmal Carcinoma cardiae, 8 Mal Carc. fundi, 3 Mal Carcin. hepatis et ventriculi, 16 Mal Carcinoma pylori.

Kein Individuum war als gut genährt anzusprechen. In 9 Fällen war die Ernährung als mässig, in 19 aber als schlecht zu bezeichnen. Ausgenommen 5 Fälle, beobachtete man in 23 eine ausgesprochene Anämie, jedoch gewöhnlich ohne dem wachsgelben Teint, wie er bei Ulcus vorhanden war. In 7 Fällen waren peristaltische Bewegungen des Magens sichtbar; in 21 Fällen konnte eine palpable empfindliche Geschwulst in der Magengegend nachgewiesen werden; in 16 Fällen, wo die Diagnose auf Pyloruskrebs gestellt wurde, war der nüchterne Magen stets mit Speiseresten überfüllt, was in 14 Fällen durch die Sondirung, in 2 durch das stets erhaltene schwappende Geräusch constatirt werden konnte; in 12 Fällen waren zwar nüchtern, mittelst der Sonde, keine Speisereste im Magen zu finden, aber die Eiweissmethode ergab eine Verspätung der Verdauung bis über drei Stunden. In diesen Fällen musste man, um doch etwas aus dem nüchternen Magen aspiriren zu können, zu 100 ccm Verdünnungswasser seine Zuflucht nehmen, wogegen dies bei 14 anderen Speisereste enthaltenden Mägen, nicht nöthig war. Der nüchterne Mageninhalt dieser letzteren reagirte je nach der genossenen Nahrung verschieden, bald alkalisch, bald neutral, bald sauer, und selbst bei einem und demselben Individuum wechselte die Reaction an verschiedenen Tagen. Wurde aber der Magen vollständig bis zur neutralen Reaction ausgespült, so konnte in sämmtlichen Fällen nach der darauf folgenden Anwendung sowohl der Eiweiss- als der Eiswassermethode nur ein neutraler oder auch alkalischer Mageninhalt gewonnen werden. Die saure Reaction des Speisebreies konnte in keinem Falle auf HCl (mittelst Methylviolett und Verdauungsfähigkeit geprüft) bezogen werden. Nichtsdestoweniger konnte im Filtrat bei saurer Reaction (von org. Säuren herrührend) mittelst Kupfervitriol sehr deutliche reine Rothfärbung beobachtet werden, obgleich das Filtrat bei den Verdauungsversuchen ohne Ansäuerung mit HCl sich stets verdauungsunfähig erwiesen hatte. Es ist somit möglich, dass der obigen intensiven Reaction die Anwesenheit irgend einer N-haltigen Substanz, die nicht gerade Pepton sein muss, zu Grunde gelegen ist. Die von Speiseresten freien Mägen lieferten nüchtern alle einen schleimigen, in 8 Fällen einen weissen, in 4 einen gallehaltigen Mageninhalt, welcher äusserst langsam filtrirte, 9 mal alkalisch, und 3 mal neutral reagirte. Weder durch Eiswasser, noch durch die Eiweissmethode konnte eine Spur von saurer Reaction des Mageninhalts nachgewiesen werden. Es waren demgemäss auch sämmtliche, bis auf die unter XI und XII angeführten Fälle, an und für sich ganz verdauungsunfähig. Dagegen verdauten nach Ansäuerung mit HCl 9 Fälle nicht, die 17 anderen erst nach 24 Stunden und zwar unvollständig. Die Pepsinausscheidung war somit in allen Fällen stark vermindert. Aus 26 Magensäften konnte mittelst concentrirter Essigsäure stets Schleim gefällt werden. Diese Reaction verstärkte sich nach Zugabe von Ferrocyankalium, besonders bei Eiweissverdauungsversuchen, bis zum Niederschlag und ist wahrscheinlich auf das, neben Schleim im alkalischen Magensafte gelöste Eiweiss, zu beziehen. Der nüchterne Mageninhalt Ulcuskranker gab dagegen weder mit conc. Essigsäure noch mit K_4Cfy irgend eine Reaction. — Mikroskopisch wurden in allen Fällen eine grosse Quantität von Schleimkörperchen, unverändertem Plattenepithel, aber niemals charakteristische Zellenkerne, wie dieselben beim Ulcus gefunden wurden, beobachtet. Die letzteren konnten aber auch bei 2 Individuen mit Magenkrebs, denen $^1/_4$ Stunde vor der Ausspülung 100 ccm Zehntelnormalsalzsäure in den Magen gebracht wurde, nicht erhalten werden. Bei 7 Individuen war die Magenschleimhaut so brüchig, dass bei jeder, noch so vorsichtigen Ausspülung, röthlich gefärbte Schleimhautfetzen aspirirt wurden. Man ersieht somit, dass sämmtliche 26 Fälle von Carcinom ganz andere chemische und mikroskopische Befunde, als sie sich bei Ulcus fanden, darboten, indem bei Ulcus eine exacerbirte Magensaftproduction (saurer Magenkatarrh), bei Carcinom nur die Schleimproduction (schleimiger Magenkatarrh) in den Vordergrund trat. Demgemäss müssen auch in beiden Fällen ganz verschiedene anatomische Aenderungen der Magenschleimhaut vorliegen. Diese Unterschiede waren auch an den subjectiven Symptomen der Ulcus- und Carcinomkranken zu bemerken. Sämmtliche Individuen bis auf 3 (darunter 2 mit HCl-Secretion) hatten gar keinen Appetit; bei 7 ectatischen Fällen fand sich eine Neigung zu säuerlichen Getränken; das Durstgefühl war nur in einem Fall vorhanden. Aufstossen fand sich bei 9 Individuen, darunter 2 Mal (bei Magenectasien) sauer; über Völle mit Druckgefühl im Magen klagten sämmtliche Individuen, spontane Schmerzen traten ebenfalls bei Allen auf; dieselben wurden als dumpf und sich nach oben, gegen die Brusthöhle verbreitend, angegeben. Fünf Individuen klagten ausser über Magenschmerzen über verschiedenartige Sensationen im Rücken, Füssen u. s. w., so dass dieselben als nervös gastrische zu bezeichnen waren. Schmerzen beim Druck auf die Magengegend waren in allen Fällen, aber nie im hohem Grade, vorhanden. Mit Ausnahme von 3 klagten sämmtliche Pat. über Stuhlverstopfung. Fast in der Hälfte der Fälle (13) hatte niemals Erbrechen stattgefunden. Bei anderen Individuen, welche erbrachen, folgte danach keine vollständige Sistirung der Magenschmerzen. Der erbrochene bluthaltige Mageninhalt, falls keine HCl anwesend war, erschien von der Färbung ziemlich lichter gekochter Chocolade, hatte einen Geruch nach organischen Säuren, namentlich Fettsäuren, aber nicht nach peptonisirtem Blut, wie es bei Ulcus der Fall war. Das letztere trat aber ein in den Fällen VIII—X, wenn zum dunkelgefärbten Mageninhalte HCl hinzugesetzt, und die Probe gekocht wurde. Im dunkelgefärbten Mageninhalte waren auch Rudimente von speichenförmigen Blutscheiben leichter zu entdecken, als in dem bluthaltigen Mageninhalte der Ulcuskranken.

Behufs der symptomatischen Behandlung der angeführten Individuen wurde bei Abwesenheit von Speiseresten im nüchternen Magen Salzsäure mit Morphium mehrmals des Tags nebst säuerlichen Speisen und Getränken (Wein) verordnet. Fand Stagniren der in Zersetzung begriffenen Speisen im Magen statt, so wurde Natrium salicylicum und Natrium boricum zu gleichen Theilen 1—2 g täglich nebst Morphium gebraucht. Bei grossen Magenectasien wurden von Zeit zu Zeit Ausspülungen mit den obigen Salzen in Gebrauch gezogen. In den Fällen von Magencarcinom, welche mit HCl-Secretion einhergehen, wäre die bei Ulcus angegebene Medication am Platze, dagegen die eben angeführte contraindicirt.

Aus den unter XI und XII angeführten Fällen ergiebt sich, dass ein Carcinom in einem HCl-secernirenden Magen sich ganz gut entwickeln und verlaufen kann und die Magensäure nicht zerstört. Es haben ja bereits mehrere Autoren, so Ewald in summarisch angeführten 13 Fällen (Zeitschr. f. kl. Med. I, p. 624), Köster (Cbl. f. med. W. 1885 p. 760) gar in 25 Proc. der Pyloruscarcinome, Thiersch (Münch. med. Wochenschr. 1886 No. 13) einen Fall beobachtet, in welchem HCl im Mageninhalte gefunden wurde [1]).

[1]) Die neulich von Cahn und v. Mehring (D. Arch. f. kl. Med. B. 39

Doch für die übergrosse Zahl der Fälle muss man als Regel festhalten, dass beim Magencarcinom HCl (überhaupt eine wirksame Magensäure) im Mageninhalte fehle, dagegen der alleinige Ausfall der HCl-Secretion im Mageninhalte, wie es die Giessener Klinik annimmt, noch keine zwingende Nothwendigkeit für die Diagnose eines Magenkrebses abgebe. Wir haben nämlich auf 273 mehrmals untersuchte Magenfälle 39 mit totalem Mangel an HCl (Magensäure) und stark herabgesetzter Pepsinbildung gefunden. Von diesen waren aber 26 sicher auf Carcinom, dagegen 13 andere, also ein Drittel der Fälle, von welchen mehrere Potatoren schon jahrelang ohne HCl-Bildung ganz gut gedeihen, auf keinen Fall auf ein Carcinom zu beziehen. Diese Befunde haben wir entweder auf eine totale Degeneration, oder wahrscheinlicher auf Atrophie der Drüsensubstanz der Magenschleimhaut als ihr anatomisches Substrat bezogen und klinisch als schleimigen Magenkatarrh bezeichnet. Wahrscheinlich ist es ein solcher Fall, den Ewald (Berl. klin. Wochenschr. No. 32 1886) mit seinen mikroskopischen Details post mortem beobachtet hat. Die Annahme, dass

p. 250) publicirten 7 Fälle von Magencarcinom, in welchen nach einer ausführlichen Untersuchungsmethode eine beträchtliche Quantität von HCl im Destillationsrückstande des Mageninhaltes gefunden wurde, können erst dann eine sichere klinische Verwerthung finden, wenn durch genaue chemische Nachuntersuchungen manche wichtige Bedenken gegen die angewandte Destillationsmethode beseitigt sind. Vor Allem muss man befürchten, dass die qualitative Zusammensetzung eines aus dem complicirten Speisebrei erhaltenen Filtrates, das ein Gemisch von einer Unzahl von organischen und unorganischen Verbindungen, die theils als freie oder gebundene Säuren der verschiedensten Constitution, als stickstoffhaltige Basen und Amidosäuren, als Eiweisssubstanzen verschiedenster Nüancen, als Kohlehydrate, als Chloride und Phosphate der Alkalien und der alkalischen Erden u. s. w. darin enthalten sind, nach einem wenigstens 1 Stunde andauernden Erhitzen über freiem Feuer (mindestens 120—130° C.) wenigstens in Bezug auf ihre freien Säuren sich nicht unverändert erhält, und eine Verschiebung der quantitativen Verhältnisse, in Folge der durch die Wärme geänderten Affinität der Säuren gegen einander eintritt. Durch die Destillation von organischen Gemischen kann man ja so Manches herausdestilliren, was in der Lösung ursprünglich nicht vorhanden war. Es ist ferner schade, dass die Verfasser die von ihnen untersuchten Magensäfte auf die Verdauungsfähigkeit nicht geprüft haben; es würde dadurch der Nachweis erbracht, dass die von ihnen als HCl bezeichnete und als solche bestimmte Säure in der That in einem für die Verdauungsfähigkeit geeigneten Zustande vorhanden war. Ein entschiedenes Urtheil über die exp. Befunde lässt sich jedoch erst auf Grund experimenteller Controllversuche gewinnen.

das Krebssecret die Magensäure zerstöre (Riegel) ist nicht nothwendig, wenn man Folgendes bedenkt. Jeder alkalisch reagirende nüchterne Magensaft, dem schleimig katarrhalischen Magen entnommen und zu einem verdauungsfähigen Magensaft in hinreichender Quantität zugesetzt, hebt die Wirkung der Magensäure vor Allem deswegen auf, weil sich eine Trübung oder Niederschlag bildet, durch welchen das Pepsin niedergeschlagen und zugleich die Methylviolettreaction durch Imbibition der Schleimpartikelchen mit dem Farbstoff verändert wird. Das Magencarcinom entwickelt sich nach statistischen Zusammenstellungen vornehmlich im höheren Alter (50—70 Jahren), in welchem wir eben die grösste Procentzahl von Säure-Insufficienz und schleimigem Katarrh durch interne Magenuntersuchung constatirt haben, also in einem Magen, wo schon vor der Etablirung der Neubildung geringe oder gar keine Magensäure (HCl)-Secretion stattgefunden hatte. Eine Säure-Insufficienz in Form eines schleimigen Magenkatarrhs scheint deswegen zum Magencarcinom zu disponiren, da die in diesen Fällen degenerirte Schleimhaut in hohem Grade durch die Ingesta, vorzüglich am Pylorus gereizt wird. Befällt ein Magencarcinom einen säuresecernirenden Magen, wie es z. B. bei jugendlichen Individuen der Fall zu sein scheint, so kann nur von einem Ausfall der HCl-Secretion an der lädirten Stelle die Rede sein. Eine specifische Wirkung des Magencarcinoms auf die Function der nicht ergriffenen Partien der Magenschleimhaut scheint nicht zu existiren. — Das Umgekehrte ist beim Ulcus der Fall. Dasselbe entwickelt sich unter übermässiger Bildung von zu energischer Magensäure, also bei übermässiger Thätigkeit des Drüsenapparates, welche Thätigkeit im Jünglings- nnd Mannesalter am intensivsten vor sich geht, und durch Nichtbeachtung der diätetischen Regeln in diesem Alter zum permanent gesteigerten Verdauungs-Chemismus (hyperacider HCl-Hypersecretion), dessen anatomische Grundlage wahrscheinlich als katarrhalische Entzündung (saurer Magenkatarrh) aufzufassen ist, sich gestalten kann. Ein so hyperacider, energisch verdauender und stark reizender Mageninhalt muss bei begünstigenden anatomischen Momenten an der alkalisch reagirenden Magenschleimhaut des Pylorus nach längerer Dauer eine Läsion hervorbringen. — Für die klinische Verwerthung der obigen Erörterungen ergiebt sich, dass selbst eine interne Magenuntersuchung in manchen Fällen die Differential-Diagnose zwischen Ulcus und Magencarcinom nicht vollkommen sichern kann. Denn es kann eben ein seltener Fall von Magenkrebs mit HCl-Secretion und verdauungsfähigem Magensafte vorliegen. Andererseits ist zwar ein Ulcus stets von hyperacider HCl-Hypersecretion begleitet, da aber die letztere mit der Zeit in Säure-Insufficienz übergehen kann, und falls zu dieser Zeit, nachdem die Erscheinungen des Ulcus etwa vor Monaten oder Jahren abgelaufen sind, der Patient zur Untersuchung kommt, so wird man aus dem vorgefundenen Fehlen von HCl (verdauungsfähiger Magensäure) noch keinen Schluss auf ein Ulcus ziehen können. Vielmehr wird man vermuthen, dass man es mit einem schleimigen Magenkatarrh zu thun hat, oder falls der Patient in entschiedener Weise angiebt, dass er Blutbrechen gehabt hat, und eine Pylorusstenose vorliegt, die Diagnose auf ein Carcinom stellen müssen, was in der That in jenen Fällen zufällig stimmen kann, wo, wie man beobachtet hat (Zenker und Hauser 1883), auf dem Boden vernarbender chronischer Magengeschwüre ein Magencarcinom sich etablirt hatte. — In der Hauptsache wird sich der practische Arzt bei der Differential-Diagnose eines Ulcus (I) und Carcinoms (II) an folgende Anhaltspunkte, von welchen manche auch jetzt vom praktischen Arzte in diagnostischer Richtung verwerthet werden, halten müssen.

I.

1. Hohe Grade eines sauren Magenkatarrhs begleiten das Ulcus rotundum.

2. Ungewöhnlich hoher HCl-Gehalt [1]) und energische Verdauungsfähigkeit des Magensaftes weckt den Verdacht auf Ulcus.

3. Schwarzbraune, kaffeesatzähnliche (tintenartige) erbrochene Massen von einem Geruch nach

II.

1. Hohe Grade eines schleimigen Magenkatarrhs (ausgenommen manche Fälle von jugendlichen Individuen) begleiten das Magencarcinom.

2. Totaler Ausfall der HCl-Secretion und Verminderung der Pepsinbildung können den Verdacht auf Carcinom erwecken.

3. Licht chocoladefarbene erbrochene Massen von Fettsäuregeruch und mit Rudimenten von

[1]) In der uns neulich zugegangenen Inaugural-Dissertation von S. Rothschild, Mannheim 1886, finden wir ebenfalls 3 Fälle von Ulcus angeführt, in welchen die Acidität des Mageninhaltes während der Fleischverdauung höher, als bei anderen Individuen gefunden wurde.

peptonisirtem Blut und mit Vernichtung der Blutkörperchen sind dem Ulcus eigenthümlich.	rothen Blutkörperchen sprechen zu Gunsten eines Magencarcinoms.
4. Appetit erhalten, oft Heisshunger.	4. Appetit stark herabgesetzt.
5. Uebermässiges Durstgefühl.	5. Gewöhnlich kein Durstgefühl, öfters Verlangen nach Säuren.
6. Brennende oder schneidende, oft durchzuckende Schmerzen in der Magengegend von grosser Intensität.	6. Dumpfe, continuirliche Schmerzen mit Druckgefühl im Magen.
7. Gewöhnlich keine palpable Geschwulst.	7. Meist eine schmerzhafte Geschwulst durchzufühlen.
8. In den meisten Fällen Erbrechen.	8. In der Hälfte der Fälle Erbrechen.

III. Experimentelle Ergebnisse hinsichtlich des Verhaltens des Blutes im menschlichen Magen.

Um sich hinsichtlich der Magenblutungen für klinische Zwecke orientiren zu können, wurde eine Reihe von Versuchen über das Verhalten des Blutes unter dem Einflusse des menschlichen Magensaftes sowie der Magenfunction selbst unternommen. Der nächste Zweck war, die Veränderung der Blutkörperchen unter dem Einflusse des genuinen Magensaftes zu beobachten. Es wurden zunächst Filtrate von Magensäften, welche nach der modificirten Eiswassermethode gewonnen wurden, zur Untersuchung gebraucht. Dieselben waren farblos, verdauungsfähig und milchsäurefrei, ihre Acidität (6,5, 15,0, 25,0, 31,5 Grade) war nur auf HCl zu beziehen. Ferner wurden Filtrate des blutigen Mageninhaltes der Ulcuskranken I und II von der Acidität 70,0 und 68,0, sowie das HCl-freie Filtrat von dem bluthaltigen Mageninhalte des Krebskranken VIII von der Acidität 52,0 zu Versuchen benutzt. Zu den obigen Magensäften wurden 5 und 10 Proc. frischen Ochsenblutes, in welchem unter dem Mikroskop unveränderte Blutkörperchen zu beobachten waren, hinzugesetzt, geschüttelt und der Verdauungstemperatur ausgesetzt und dann von Zeit zu Zeit mikroskopisch untersucht.

Die Untersuchung der Proben nach 5—10 Min. zeigte einen flockigen Bodensatz von um so ausgesprochener dunkelbrauner (kaffeesatzartiger) Färbung, je höher die Acidität des Magensaftes war. Bei carcinomatösem Magensaft war die Färbung lichter, etwa dunkelgrau, mehr von Chocoladefärbung. Unter dem Mikroskop boten die rothen Blutkörperchen folgendes Bild dar. 1) Zum Theil im ganzen Gesichtsfelde zahlreich verbreitete, ganz blasse, farblose, kreisrunde, kaum sichtbare, bei Abbe'scher Beleuchtung verlöschende Bläschen. 2) Zum Theil ähnliche farblose, aber gewöhnlich kleinere Kreise mit einem entweder schwarz punctirten oder gekerbten oder gewöhnlich speichenartig besetzten Rande. 3) Zum Theil aber (und das ist die grosse Mehrzahl) als runde gelbbraune Scheiben, mit unregelmässig begrenzter, durch grössere oder kleinere schwarze Partikelchen von Blutfarbstoff besetzter Peripherie. Ausserdem finden sich 4) Plaques von Blutfarbstoff, deren Mitte gewöhnlich intensiv dunkelbraun, fast schwarz gefärbt ist und die gegen die Peripherie allmählich ins blass Braungelbe übergehen. Die Peripherie ist mit den sub 3 beschriebenen Rudimenten der Blutkörperchen, unter welchen auch die sub 2 angeführten Formen sich befinden, in grosser Zahl besetzt. Bei Abbe'scher Beleuchtung erscheinen die Plaques in der Mitte dunkelviolett, gegen die Peripherie hellviolett mit einem Stich ins Gelbliche. Von den weissen Blutkörperchen erscheinen noch hie und da 5) entweder einzelne oder zu 2 oder 3 gruppirte gelblich glänzende, noch vom feinkörnigen, kaum sichtbaren, halb zerfallenen Protoplasma umgebene gesprengte Kerne, oder 6), was das Gewöhnliche ist, vom Protoplasma ganz freie in Biscuitform. Durch Färbung mittelst Methylviolett werden die sub 1 angeführten farblosen Bläschen in ihren Contouren etwas schärfer. Die unter 3 und 4 beschriebenen Gebilde werden davon nicht beeinflusst; die sub 5 und 6 angeführten Zellenkerne werden intensiv blau oder braun gefärbt. Die vorgeführten mikroskopischen Bilder, mit Ausnahme von 1, 5 und 6, welche schon nach mehreren Stunden sich verlieren, bleiben im Magensaft lange Zeit ohne Aenderung bestehen. Wir haben sämmtliche Proben jeden Tag bis zum vierzehnten Tage mikroskopisch untersucht und darin stets speichenartige Kreise, gelbbraune Scheiben und dunkle Plaques in unverändertem Zustande gefunden, bis die Untersuchung wegen der sich zahlreich entwickelnden Schizomyceten unterbrochen werden musste. Es wurde bei diesen Untersuchungen bemerkt, dass das Blut, mit Ausnahme des carcinomatösen Magensaftes, schon nach einigen Stunden, je nach der Acidität, einen eigenthümlichen Geruch verbreitete.

Versuche mit frischem bei chirurgischen Operationen erhaltenem menschlichen Blute, welches tropfenweise den obigen Magensäften zugesetzt wurde, ergab ganz dasselbe Resultat.

Nach diesen Vorversuchen suchten wir zu erfahren, ob dieselben charakteristischen Aenderungen der Blutelemente erfolgen, wenn dieselben unmittelbar unter der Wirkung der Magenfunction stehen. Es wurden 8 Individuen, welche nach der modificirten Eiswassermethode verschiedene Grade der HCl-Secretion bis. zum minimalen darboten, in der Weise untersucht, dass denselben in den nüchternen, vollkommen speisefreien Magen abgemessene Quantitäten von frischem Ochsenblut mit unveränderten Blutkörperchen durch die Sonde eingebracht und bis 50 ccm destilirten Wassers nachgegossen wurden. Nach 5, 10, 15 u. s. w. Minuten wurde der Mageninhalt aspirirt und mikroskopisch und chemisch untersucht.

Der mikroskopische Befund war aber nicht identisch mit dem oben beschriebenen. Denn bei keiner Untersuchung konnten farblose Bläschen nachgewiesen werden. Gelbbraune Scheiben waren nur sporadisch in einzelnen Fällen, speichenartige Kreise etwas öfter, jedoch in nur geringer Quantität zu beobachten. Auch über die Rudimente der weissen Blutkörperchen war wegen des gleichzeitigen Vorhandenseins ähnlicher Gebilde im Magensaft (worüber am anderen Orte speciell berichtet wird) nichts Sicheres zu erfahren. Aller Farbstoff bildete theils die oben beschriebenen dichrotischen Plaques, theils aber ebenso gefärbte, an körnige Harncylinder erinnernde Gerinnsel, an deren gelblichen Rändern nur ausnahmsweise an geschrumpfte, gelbbraune Scheiben, oder an mehr charakteristische speichenartige Kreise erinnernde Gebilde noch beobachtet werden konnten. Dieses mikroskopische Bild trat in allen Fällen schon auf, wenn das eingeführte Blut (5, 10, 20 ccm) nach Verlauf von 5 Minuten aus dem Magen aspirirt wurde. Nach so kurzer Zeit waren die Formelemente des Blutes im Magen zerstört worden. Man ersieht, dass die Einwirkung des Magensaftes auf das Blut, wie es auch mit anderen Körpern der Fall ist, in Reagenzgläsern eine andere ist, als im Magen selbst. Um für die klinische Diagnose mikroskopische

Anhaltspunkte zu gewinnen und zu beweisen, dass die schwarzbraunen Plaques und Gerinnsel aus Blutfarbstoff gebildet sind, wurde nach mehrfachen Versuchen zur Bildung von Häminkrystallen in folgender Weise, welche sich auch nachher bei der Prüfung von wirklichen Magenblutungen praktisch erwiesen hat, geschritten:

Stecknadelkopfgrosses schwarzes Gerinnsel wurde auf dem Objectträger über der Spirituslampe eben zur Trockenheit gebracht, hierauf mit einer Nadel abgekratzt, und zu der pulverförmigen braunen Masse 2 Tropfen conc. Essigsäure (ohne Anwendung von Kochsalz) hinzugethan, der Objectträger über der Spirituslampe bis zum Blasenwerfen erhitzt, hierauf (ohne oder mit aufgesetztem Deckglas) sehr langsam bis eben zur Trockenheit erwärmt, 5 Minuten gewartet und bei Abbe'scher Beleuchtung betrachtet. Bei Anwesenheit von grossen Quantitäten HCl im Mageninhalte waren stets schöne Formen von dichrotischen Nadeln oder Rhomben, gewöhnlich innerhalb der Plaques, zu beobachten. War aber der Mageninhalt nur schwach sauer oder gar alkalisch, so waren aus den Gerinnseln selbst bei Anwendung des Kochsalzes keine regulären Krystallformen zu erhalten, es waren nur abgerundete, gewöhnlich ellipsoidische Formen, neben Gruppen von Kernen, welche nur durch ihr optisches Verhalten (violettgelbe Färbung) an die den Häminkrystallen eigenthümliche Substanz (HCl-Hämatin) erinnerten, vorhanden. Da in diesen Fällen die Häminprobe uns im Stiche liess, nahmen wir zu der Eisenprobe, welche wir neben der vorigen bei den wirklichen Magenblutungen ausführten, unsere Zuflucht.

Die Eisenprobe wurde in einfachster Weise folgendermaassen ausgeführt: Eine kleine Quantität des dunklen, des Blutfarbstoffes verdächtigen Sedimentes wird auf einem reinen weissen Porcellan- oder Glasplättchen, auch Uhrschälchen, mit einer geringen Menge chlorsauren Kalis vermischt, 1 Tropfen conc. HCl hinzugethan und langsam über der Spiritusflamme erhitzt und nöthigenfalls noch soviel HCl hinzugetröpfelt, dass die dunkle Färbung des Sedimentes vollkommen verschwindet. Das Erhitzen der Probe wird sehr vorsichtig so lange fortgesetzt, bis gerade der Geruch nach Chlor verschwunden ist. Nun wird zu der Probe 1 Tropfen einer 10proc. K_4 Cfy-Lösung gebracht, wodurch bei Anwesenheit von Blut eine ausgesprochen blaue Färbung oder gar blaue Flocken von Berlinerblau erhalten werden. Die Eisenprobe ist in allen Fällen sicher, falls in den Magen vor oder nach der Blutung keine eisenhaltigen Substanzen hineingebracht wurden.

Zum Verständniss der weiteren Befunde müssen wir hinzufügen, dass der Aciditätsgrad (von HCl herstammend) des nüchternen Mageninhaltes bei den von uns verwendeten 8 Versuchsindividuen folgender war: A 43,8 (Ulcuskranker); B 40,0; C 20,0; D 14,8; E 7,0; F 4,5; G 1,5; H alkalische Reaction.

1. Das Aussehen des aspirirten Mageninhaltes nach Einbringen von 5, 10 oder 20 ccm frischen Ochsenblutes war abhängig von der Höhe der Acidität. Schon nach 5 Minuten war das Aussehen in den stark säurehaltigen Fällen A bis C, dunkelbraun, als kaffeesatzähnlich zu bezeichnen, bei den Individuen D bis G noch dunkelroth und erst nach 10 Minuten kaffeesatzähnlich. Im säurefreien Falle H war selbst nach 10 Minuten der aspirirte Inhalt hellroth und erst nach einer Stunde von lichter kaffeebrauner Färbung. Das kaffeesatzähnliche Aussehen des Blutes änderte sich unter weiterer Einwirkung der Magenfunction nicht mehr. Man ersieht daraus, dass man rothes unverändertes Blut beim Blutbrechen, sowohl beim Ulcus als beim Carcinom, nur dann zu Gesicht bekommen kann, wenn die Blutung eben frisch vor sich geht, was bei dem oben angeführten Ulcusfalle V zutrifft, dass ferner beim Carcinom wegen Fehlens von HCl die Bildung des Hämatin sehr unvollständig vor sich geht, wodurch die Farbe der erbrochenen Massen, falls dieselben noch mit Speiseresten untermischt sind, viel lichter als bei Ulcus erscheinen muss.

2. Noch charakteristischer ist das Filtrat der obigen Mageninhalte. In B war das Filtrat nach 5 Minuten röthlichbraun, in allen übrigen aber noch roth, ohne Unterschied der eingeführten Blutmenge, nach 10 Minuten in allen Fällen blassbraun oder strohgelb, nur im säurefreien Falle H hellroth; nach 15 Minuten waren sämmtliche Filtrate farblos, nur H behielt seine strohgelbe Färbung bis über 1 Stunde. Wir haben auch in unseren Fällen V und XII gefärbte Filtrate erhalten, welche den Erscheinungen nach auf frische Blutungen bezogen werden mussten.

3. Die Dauer des Aufenthaltes des Blutes im Magen war nach der Individualität etwas verschieden. Im Allgemeinen wurde in allen Fällen noch 1 Stunde nach Einführung von 5 bis 20 ccm Blut eine Flüssigkeit aspirirt, welche ein farbloses Filtrat lieferte,

aber mit dunkelbraunen Flocken untermischt war. Beim Individuum C waren nach Einführung von 5 ccm Blut noch nach $2^1/_2$ Stunden schwarzbraune Flocken zu sehen, und bei den Individuen A und B von den Abends eingeführten 20 und 50 ccm Blut Morgens im nüchternen Magen keine Spur mehr zu finden. Die Pat. hatten nur am andern Tage schwarze Stuhlgänge, in welchen Blutfarbstoff nachgewiesen werden konnte. Es können somit mässige Hämorrhagien symptomlos verlaufen. Jedoch verschwinden die letzten Spuren von Blut aus dem Magen viel später als die Eiweissstücke, wovon wir uns an den obigen Individuen durch Vergleichung mit der Eiweissmethode überzeugt haben.

4. Welche minimale Quantitäten Blut im Magen noch erkannt werden können, geht daraus hervor, dass wir bei den 8 Individuen noch Quantitäten von 0,5 ccm Blut, in 10 ccm Wasser aufgelöst, nachgewiesen haben. Es zeigte sich, dass bei allen Individuen 0,5 ccm Blut, in 10 ccm Aqu. dest. eingeführt, selbst nach 2 Stunden noch deutlich rostbraune (nicht schwarzbraune) Schleimflocken, in welchen Blutproben mit positivem Resultat ausgeführt wurden, aspirirt werden konnten. Dagegen lieferte $^1/_4$ ccm Blut, ebenso eingeführt, nur bei den Individuen D und F noch sichtbare grau gefärbte Schleimflocken, in welchen Blutreactionen nicht mehr nachgewiesen werden konnten. Es sind somit, falls der Mageninhalt vorliegt, recht geringe Magenblutungen noch an den von Blutfarbstoff imbibirten Schleimflocken zu erkennen.

5. Das Vorhandensein des Blutes im Magen wirkt als Anregungsmittel für die HCl-Secretion in derselben Weise, wie das gewöhnliche Hühnereiweiss[1]), und zwar steigt die Acidität des Mageninhaltes nach Darreichung von Blut bis zu einem Maximum und fällt dann langsamer, als bei der Eiweissverdauung, mit dem Verschwinden der Blutgerinnsel zur Norm ab. So z. B. im Falle G: Acidität des nüchternen Mageninhaltes 1,5; $^1/_4$ Stunde nach Einführung von 10 ccm

[1]) Vergl. die ausführlichen Versuche über die Eiweissverdauung von Gluzinski und Jaworski. Sitzungsprotokoll d. IV. Congr. d. poln. Naturforscher und Aerzte in Posen am 2. Juni 1884. Dieselbe Arbeit deutsch erschienen erst in d. J. in der Zeitschr. f. klin. Med., Bd. XI, H. 2 und 3, betitelt: „Experimentell-klinische Untersuchungen ....“ von Jaworski u. Gluzinski. Im Centralbl. f. kl. Med. No. 46 ist die Arbeit nicht richtig von v. Noorden referirt worden.

Blut ist dieselbe auf 4,8, nach einer halben Stunde auf 17,0, nach 1 Stunde auf 9,8, nach $1^1/_2$ Stunde auf 5,4 gekommen. Das Filtrat war bis zur Erreichung des Säuremaximum eiweiss- und peptonhaltig, nach Erreichung desselben fast nur peptonhaltig. Es ergiebt sich somit, dass das Vorhandensein des entleerten Blutes im Magen der Ulcuskranken die schon an und für sich hohe Acidität des Mageninhaltes steigert, wodurch wahrscheinlich der Reiz zum Auslösen der bei Ulcuskranken viel häufiger als bei Krebskranken eintretenden Brechbewegungen, gesetzt wird.

6. Die Verdauungsfähigkeit des Magensaftes nach Einführung von 5—20 ccm Blut in den Magen war in allen Fällen innerhalb der ersten Viertelstunde entweder geschwächt oder vollständig aufgehoben, auch dann, wenn das Filrat farblos war und einen von HCl herrührenden, mehr als zur Verdauung hinlänglichen Aciditätsgrad zeigte. In dem unter 5. erwähnten Falle G verdaute das nach $^1/_4$ Stunde gewonnene Filtrat, trotz der Acidität 4,8, im Falle E auch bei 6,0, nicht. Erst nach der ersten Viertelstunde kam die Verdauungsfähigkeit nach und nach zum Vorschein. Es ist somit wahrscheinlich, dass das Verdauungsferment durch das gerinnende Blut, ähnlich wie es bei der Galle der Fall ist, niedergeschlagen wird. Bei den oben angeführten wirklichen Magenblutungen verdaute jedoch der auch anscheinend frische blutige Mageninhalt die Eiweissscheibe.

Aus den eben vorgebrachten Untersuchungen und den beobachteten klinischen Thatsachen ergeben sich folgende klinische Betrachtungen in Bezug auf den blutigen Mageninhalt.

a. Ein dunkelgefärbter Mageninhalt ist zwar des Blutgehaltes verdächtig, jedoch nicht immer. Es wurde schon oben in den Fällen I und VII der Täuschungen, deren wir ausserdem noch mehrere andere erfahren haben, erwähnt. So z. B. wurde jüngst bei einem 25jährigen Landmädchen wegen Erbrechens, schneidender Magenschmerzen und Schmerzhaftigkeit bei Berührung des Magens die Diagnose auf Ulcus gestellt. Die vorgenommene Aspiration bei nüchternem Magen schien diese Diagnose noch mehr zu. bestätigen, denn dieselbe förderte einen dunkelbraunen Mageninhalt, dessen Filtrat ebenso gefärbt war. Die Proben auf Blut blieben erfolglos, das Filtrat gab mit Kalilauge eine grünliche Färbung; die Pat. gab auf Nachfragen an, dass sie Abends viel Heidelbeeren gegessen hätte. Es ist somit die Diagnose einer Magenblutung durch die blosse Aspection nicht gesichert. Eins kann man sicher durch die Aspection entscheiden, ob man nämlich mit einer Magen- oder Lungenblutung zu thun hat, denn im ersteren Falle ist die Masse fast immer dunkelbraun und schmutzig, im zweiten entweder ausgesprochen hell oder dunkelroth, rothe Blutkörperchen enthaltend.

b. Ein dunkelbrauner, kaffeesatzähnlicher oder tintenartiger Mageninhalt von einem Geruch nach peptonisirtem Blut spricht für Ulcus, ein schmutzig grauer oder lichtchocoladefarbiger, nach Fettsäuren oder Essig riechender für Carcinom.

c. Ein röthliches oder rothbraunes Filtrat, eventuell Anwesenheit von rothen Blutkörperchen, spricht für eine ganz frische Magenblutung.

d. Ein stark HCl-haltiges und energisch verdauendes Filtrat eines bluthaltigen Mageninhaltes ist dem Ulcus, ein HCl-freies und nicht verdauendes gewöhnlich dem Carcinom eigenthümlich.

e. Die Vornahme der oben angegebenen Hämin- und Eisenprobe ist in allen Fällen erforderlich, wenn nicht durch Anwesenheit einer grossen Anzahl speichenartiger Kreise oder gelbbrauner Scheiben, was beim Carcinom öfter der Fall zu sein scheint, vergesellschaftet mit gelbbraunen Plaques oder cylindrischen Gerinnseln, die Blutbestandtheile im Mageninhalte unzweideutig nachgewiesen sind.

f. Wenn ein HCl-haltiger bluthaltiger Mageninhalt mehrere Tage hindurch steht, so bilden sich spontan Häminkrystalle. So haben wir im Falle I die Bildung derselben am 10., im Falle II am 8. Tage beobachtet. Im blutigen Mageninhalte Carcinomatöser war die spontane Bildung der Häminkrystalle undeutlich. Bei Abbescher Beleuchtung konnten nur grössere oder kleinere längliche ellipsoide oder Wetzstein-Formen, je nach der Beleuchtung, bald von braungelber, bald von violetter Farbe beobachtet werden. Die Häminkrystalle waren jedoch schon nicht mehr zu sehen, als der Magensaft nach 2 monatlichen Ferien der Untersuchung nochmals unterzogen wurde.

Ausser den in Folge circumscripter Läsion der Magenschleimhaut durch ein Ulcus oder Carcinom entstandenen, trifft man weniger copiöse Magenblutungen auch aus anderen Ursachen. Zu unterscheiden, mit was für einer Blutung man es in jedem Falle zu thun hat, wird dem Kliniker oft nicht leicht fallen.

α. Zunächst sind die bereits mehrfach beschriebenen, durch

die Sonde verursachten gefahrlosen Schleimhautablösungen mit Spuren von Magenblutung in Betracht zu ziehen. Dieselben, falls nicht durch ein etwa künstlich aufgebrochenes Ulcus oder Carcinom veranlasst, sind nie gross, beschränken sich auf die Rothfärbung von einigen Schleimhautfetzen und eine höchstens Rosafärbung des ausgespülten Mageninhaltes; sie sind von anderen Blutungen dadurch zu unterscheiden, dass sie ganz frisch sind und unter dem Mikroskop unveränderte im Schleimhautparenchym zerstreute rothe Blutkörperchen darstellen. Diese artificiellen Blutungen ereignen sich vornehmlich bei mit schleimigem Magenkatarrh (Mangel an HCl-Secretion) behafteten Kranken, daher häufig bei carcinomatösen Mägen.

β. Ferner kommen capilläre Magenblutungen vor, welche gewöhnlich schwarze, mit Schleim untermischte Streifen bilden. Das Mikroskop entdeckt in denselben keine rothen Blutkörperchen mehr, aber die Hämin- und Eisenprobe fällt positiv aus. Wir haben solche Befunde öfter bei stark exacerbirtem sauren Magenkatarrh erhalten, Fälle, die entweder als Vorstufen eines eigentlichen Ulcus anzusehen oder möglicherweise mit dem anatomischen Befunde der schiefergrauen Färbung der Magenschleimhaut in Zusammenhang zu bringen sind. Wir haben aber auch bemerkt, dass dieser Befund von schwarzen Blutstreifen im Magen sich bei manchen Individuen bei jeder Magenausspülung regelmässig wiederholt. Bei einigen, die nach einem Jahr oder noch später von Neuem zur Untersuchung kamen, war der frühere Befund nicht verändert. Bei der Diagnose dieser kleinen Hämorrhagien muss man jedoch mit grosser Vorsicht vorgehen und darf ohne mikroskopische und chemische Untersuchung keine Entscheidung fällen. Wir haben nämlich im Magenschleim ebenfalls derartige schwarze Streifen gesehen, die durch die mikroskopische Untersuchung auf Russ oder Kohlenpartikel oder gefärbte Wolle (bei Filzarbeitern) oder gar auf Schnupftabak zurückzuführen waren.

Indem wir die an unserem Material beobachteten Thatsachen, wie dieselben von uns gefunden wurden, aufgezeichnet haben, wollten wir unsererseits nur einige weitere Beiträge zu den schon von mehreren Seiten publicirten casuistischen Mittheilungen beibringen. Eine kritische Zusammenstellung derselben zu einem Ganzen lag ausser dem Bereich dieser Publication.

FSC
www.fsc.org
MIX
Papier | Fördert
gute Waldnutzung
FSC® C083411

Zeitfracht Medien GmbH
Ferdinand-Jühlke-Straße 7
99095 Erfurt, Deutschland
produktsicherheit@kolibri360.de